AF296674

L'ASTHME

(ÉTIOLOGIE, PATHOGÉNIE ET TRAITEMENT)

PAR

Le Dr R. MONCORGÉ

ANCIEN INTERNE DES HOPITAUX D'ALGER ET DE LYON

MÉDECIN-CONSULTANT AU MONT-DORE

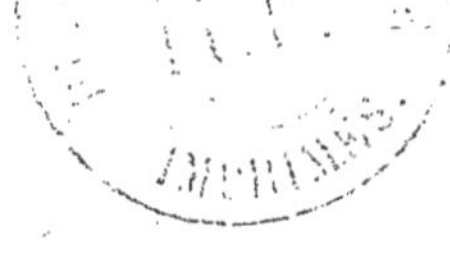

PARIS

VIGOT FRÈRES, ÉDITEURS

23, PLACE DE L'ÉCOLE-DE-MÉDECINE, 23

1909

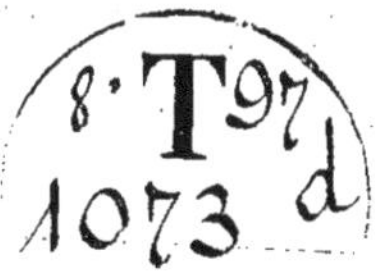
8. T 97
1073 d

L'ASTHME

(ÉTIOLOGIE, PATHOGÉNIE ET TRAITEMENT)

BIBLIOTHÈQUE NATIONALE — R.F. — IMPRIMÉS

DU MÊME AUTEUR

Sur l'Asthme

Observation d'asthme torpide chez un enfant (*Lyon médical*, 1885).

Trois prodromes éloignés de l'asthme (*Loire médicale*, 1895).

De l'amaigrissement chez les asthmatiques (*Archives générales de Médecine*, 1897).

La bronchite asthmatique sans asthme (*Lyon médical*, 1898).

Ictus laryngés et asthme (*Annales des maladies de l'Oreille et du Larynx*, 1900).

Exagération des réflexes rotuliens chez les asthmatiques (*Lyon médical*, 1902).

Asthme et laryngite striduleuse (*Loire médicale*, 1902).

Pression artérielle et réflexes rotuliens chez les asthmatiques. Loi d'opposition (*Lyon médical*, 1903).

Mécanisme de l'accès d'asthme (*Lyon médical*, 1906).

Asthme et Hépatalgie (*Lyon médical*, 1907).

Asthme et abcès de fixation (*Revue du Mont-Dore*, 1908).

Autres publications

Un cas de cancer du pancréas (*Province médicale*, 1889).

Des laryngoplégies unilatérales (*Thèse inaugurale*, 1890).

Note sur la paralysie dans la maladie de Parkinson (*Lyon médical*, 1891).

Le murmure sous-claviculaire chez les tuberculeux (*Lyon médical*, 1892).

Un cas d'ulcère perforant de la cloison et de mal de Bright (*Revue Internationale de Rhinologie, Otol. et Laryng.*, 1894).

De la respiration faible physiologique à droite (*Lyon médical*, 1894).

Un cas de tachycardie paroxystique chez un tuberculeux (*Loire médicale*, 1895).

A propos de trois cas d'ictus laryngés (*Archives de Laryngologie et d'Otol.*, 1896).

Séméiologie de certains râles unilatéraux (*Lyon médical*, 1896).

Un cas de souffle extra-cardiaque musical (*Loire médicale*, 1897).

La phtisie commune et la première loi de Louis (*Lyon médical*, 1898).

Hémoptysies tuberculeuses et rapports sexuels (*Médecine moderne*, 1899).

Vertiges et ictus laryngés (*Annales des maladies de l'oreille et du larynx*, 1902).

Traitement hydro-minéral du Mont-Dore (in *Traité de thérapeutique de Manquat*, 3ᵉ édition et suiv.).

Eczéma humide et Mont-Dore (in *Revue du Mont-Dore*, 1906).

L'ASTHME

(ÉTIOLOGIE, PATHOGÉNIE ET TRAITEMENT)

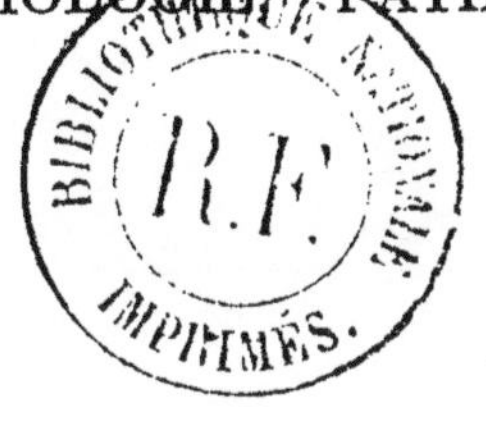

PAR

Le Dr R. MONCORGÉ

ANCIEN INTERNE DES HOPITAUX D'ALGER ET DE LYON

MÉDECIN-CONSULTANT AU MONT-DORE

PARIS

VIGOT FRÈRES, ÉDITEURS

23, PLACE DE L'ÉCOLE-DE-MÉDECINE, 23

1909

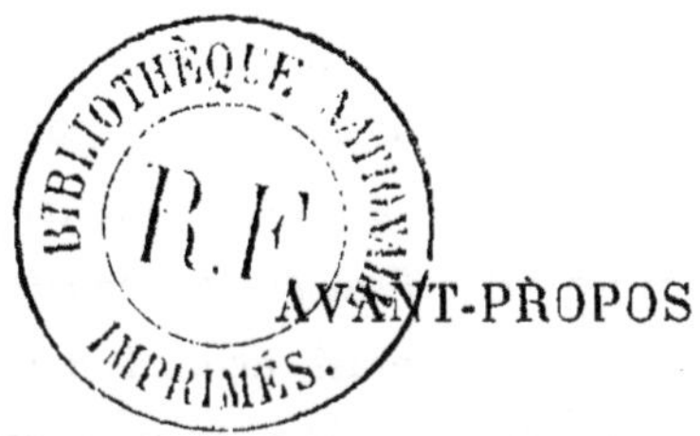
BIBLIOTHÈQUE NATIONALE
R. F.
IMPRIMÉS.

AVANT-PROPOS

Il semble que tout ait été dit sur l'asthme et qu'on arrive trop tard sur un sujet trop vieux. L'asthme, en effet, apparaît comme une des maladies les mieux étudiées, les mieux connues, les plus clairement définies de la pathologie interne, et on l'a depuis longtemps résolu en quelques schèmes heureux et d'usage commode : dyspnée paroxystique nocturne d'allures dramatiques, voilà pour la symptomatologie ; asthme essentiel et pseudo-asthmes, voilà pour la conception étiologique et pathogénique ; iodure et arsenic pendant la période intercalaire, morphine dans l'accès, voilà pour le traitement. Tel est, sommairement, le bagage d'équations simples, faciles à retenir, qui servent aux élèves pour leurs examens et aux médecins dans leur carrière ; c'est d'un utile « raccourci », c'est un tout parachevé et complet, un de ces problèmes admirablement résolus qui reposent et consolent de tant d'autres problèmes à résoudre.

Et que l'on consulte les travaux récents, thèses, livres classiques, publications diverses, tous — sauf de rares et louables exceptions — se succèdent et se ressemblent, se répétant à l'envi, quand ils ne se copient pas mot à mot, et ne diffèrent guère que par la signature. Et du nombre respectable des monographies, de la majestueuse ampleur des *Traités de médecine*, de l'uniformité des textes, du parfait accord des auteurs, de ce *consensus omnium* il se dégage une impression de vérité quasi-dogmatique, définitivement promulguée, banale à force de certitude, et on arrive à conclure, sous le poids de tant d'autorités, que la question ne se pose plus, que les débats sont clos, que toute curiosité nouvelle est désormais vaine et tout nouvel effort stérile. La cause est entendue, jugée, classée ; l'asthme « est fait ».

Or, il n'en est rien. Il faut en rabattre d'une telle présomption et reconnaître que les débats sont loin d'être clos, que la question demeure toujours et largement ouverte. Nous prenons trop volontiers des faits pour des explications ; nous voyons des asthmatiques et nous croyons voir l' « asthme ». Comme pour tant d'autres choses, cette affection paraît simple à qui l'ignore. L'asthme n'est simple et clair qu'en apparence ; il est en réalité très complexe et difficile, d'étiologie ondoyante et diverse, de mécanismes pathogénétiques obscurs, de thérapeutique nuancée et de délicate opportunité. Et il faut avoir vu et examiné des malades comme il nous est donné d'en voir et d'en examiner au Mont-Dore, qui est comme le « lieu commun » des asthma-

tiques du monde entier, il faut avoir pratiqué l'asthme
pendant de longues années pour se faire une juste idée
de la variété de ses formes typiques ou atypiques, de
l'incertitude des habituels concepts pathogéniques, et
des difficultés dans les applications thérapeutiques.

Voici une nouvelle contribution à l'étude de cette
question, question plus importante et plus intéressante qu'on ne saurait croire, car l'asthme n'est pas
une entité nosologique enfermée en des limites étroi-
tes, ce n'est pas une affection isolée et isolable, mais
une affection qui touche au contraire à toute la pathologie. Cet ouvrage n'est pas un Traité complet sur la
matière ; je me suis borné à l'étiologie et à la pathogénie comme étant plus propices à l'exposition de certaines idées personnelles, et à la partie thérapeutique
comme étant la plus utile. En pathogénie j'incline
vers un large éclectisme, rejetant toute autre théorie
systématique ; en thérapeutique, je ne viens pas proposer un remède ou des remèdes, ni *un* traitement,
mais une *méthode* de traitements adéquats au plus
grand nombre de types cliniques.

Ce livre est le fruit de vingt ans de pratique et s'appuie sur plus de 4.000 observations. On peut en pareil
cas avoir quelque opinion sur l'asthme ; et si l'on est
sans grand mérite à recueillir et à classer des maté-
riaux qui s'offrent d'eux-mêmes, on se sent pour ainsi
dire tenu de rendre ce qu'on reçoit, de déborder hors
de son cadre habituel, et on serait presque inexcusa-

ble de ne point faire profiter autrui, médecins et malades, de son expérience personnelle.

Je me suis efforcé surtout de faire œuvre pratique, clinique, et j'ajoute œuvre critique, en combattant certaines idées classiques trop schématisées, trop sommaires, et certaines théories nouvelles trop absolues. Avec le souci d'être utile, j'ai l'espoir d'être vrai... Aurai-je réussi à convaincre ?... Le public médical appréciera.

Mont-Dore, 19 mars 1909.

PREMIÈRE PARTIE

ÉTIOLOGIE ET PATHOGÉNIE

L'asthme se fait en deux temps, comprend deux étapes : une étape partant de la périphérie ou du milieu intérieur de l'organisme pour aboutir au carrefour bulbaire — c'est la *voie centripète* —, une étape partant de ce carrefour, pour gagner le champ respiratoire, pulmonaire ou nasal, — c'est la *voie centrifuge*.

La plupart des auteurs qui ont écrit sur la question — traités classiques, publications diverses, etc., — ont consacré des développements suffisants à l'étude de la voie centrifuge, la considérant, à tort d'ailleurs, comme étant *toute* la pathogénie de l'asthme. Or elle n'en est qu'une partie, étant le mécanisme de l'accès, c'est-à-dire d'une terminaison. Sans vouloir méconnaître son originalité explosive, ni la dépouiller de son importance et de son intérêt, il convient d'admettre sa subordination à la voie centripète ; elle est à celle-ci ce que la conclusion est aux prémisses, le résultat au principe, rien de plus.

On connaît les diverses théories proposées pour

l'explication du « réflexe asthmatique » envisagé dans sa seule voie centrifuge. Elles visent le trouble dyspnéique et le trouble vaso-sécrétoire. On peut les ranger sous les trois chefs principaux suivants :

1º Théories chimiques ;
2º Théories mécaniques ;
3º Théories de l'asthme-névrose (1).

Je ne me propose point d'étudier cette voie centrifuge et de discuter les doctrines successives qui s'y rattachent ; les traités classiques suffisent actuellement à cette besogne. Il faut d'ailleurs reconnaître qu'ils ne nous versent là-dessus que d'obscures clartés. Si, procédant par exclusion, on arrive à opter pour la théorie de l'asthme-névrose, — névrose par excitation plutôt que névrose paralysante — cette théorie même, assez vraisemblable, mais tirée des seuls faits cliniques, manque de base certaine, de ce contrôle indispensable de l'expérience physiologique répétable à volonté qui emporte la conviction. Et on sait combien sont confuses et contradictoires jusqu'à présent les données expérimentales sur le centre respiratoire, sur le pneumogastrique, sur le sympathique. Avant de se prononcer, il convient donc d'attendre des renseignements complémentaires, plus clairs et plus probants.

Mon but est d'étudier l'étiologie et la pathogénie de

---

1. Voir G. Carrière (*Des maladies de l'appareil respiratoire*, 1908) et Schlemmer (*Théories pathogéniques de l'asthme*, 1887).

la seule « voie centripète ». Celle-ci est toujours insuffisamment traitée par les auteurs, quand ils veulent bien s'en occuper ; elle leur paraît quantité négligeable ; parfois même on la passe complètement sous silence, comme si elle n'existait pas. Or elle est la pathogénie importante par excellence, car elle est la causalité profonde, péremptoire, du réflexe ; elle est la source de la maladie elle-même. Son chemin physiologique, plus discret, est aussi intéressant, et il faut ajouter aussi difficile à étudier, aussi obscur ; il ne lui manque que ces incidents dramatiques, bruyants, qui ont confisqué par ailleurs l'attention des pathologistes. Elle domine la voie centrifuge comme la cause domine l'effet, et il est probable qu'elle imprime à celui-ci, c'est-à-dire à l'accès, — dans ses proportions dyspnéiques ou vaso-sécrétoires — un cachet spécial, comme une marque originelle, que nous ne savons pas voir encore mais que nous apprendrons à discerner plus tard ; sur la physionomie de l'accès on finira sans doute par lire et la cause première et le mécanisme causal. Enfin et surtout, elle est la clef de la thérapeutique rationnelle ; à ce titre, titre suffisant, elle mérite mieux encore qu'une pure curiosité scientifique fertile en hypothèses, elle s'impose à la sollicitude pratique du médecin.

Il serait arbitraire de séparer la voie centripète de l'étiologie proprement dite. Celle-ci, en effet, commande celle-là, le mécanisme pathogénique varie d'après la variété causale. Que l'influence morbigène initiale, spontanée ou non, procède des milieux extérieurs ou du milieu intérieur, cette cause première une fois mise en mouvement provoque des réactions successives, une série d'opérations, de modifications intermédiaires, autant de causalités secondes, enchaînées, qui viennent de proche en proche impressionner le bulbe. Distraire la voie centripète de l'étiologie, serait s'exposer à un retour en arrière avec d'inévitables répétitions, pour raccorder les processus pathogéniques au *primum movens* excitateur, et rompre artificiellement une chaîne physiologiquement et cliniquement ininterrompue. Étiologie et pathogénie, ceci complétant cela, seront donc traitées de front, pour plus de méthode et de clarté.

On divise habituellement les causes de l'asthme en causes principales ou secondaires, générales ou particulières, prédisposantes ou déterminantes, intrinsèques ou extrinsèques, etc., etc. ; les premières conditionnent les secondes, celles-ci provoquant le plus souvent à bref délai, celles-là agissant à plus ou moins longue échéance. Ces grandes divisions claires, précises en apparence, le sont moins en réalité. Telle cause, envisagée « en soi », trouve aussi logiquement sa place dans l'une que dans l'autre catégorie ; telle autre, en certains cas, du second plan passe au premier ou inversement ; quant à l'appréciation « de temps » elle est de formule bien arbitraire. Si l'on pouvait doser exactement l'apport de chaque élément générateur, évaluer l'importance *quantitative* ou l'énergie de son déterminisme, il serait facile d'établir l'habituelle subordination et la hiérarchie des causalités. Mais il n'en est rien ; tout est imprévu, nuance, fantaisie dans les proportions, tout est mélange. Et il est impossible, pour la même raison, d'étudier les causes de l'asthme d'après ses formes cliniques ou de conception physio-logique, — essentiel, symptomatique, réflexe, nasal, neurasthénique (Brugelmann), toxhémique, etc., etc· Il n'est point entre elles de frontières, de ligne nette de démarcation. Elles se confondent ; leurs causes se confondent également. De telles classifications qui visent à la synthèse sont trop doctrinales. Elles ont tendance à violenter les faits lesquels se plient mal à la tyrannie du concept, leur logique étant plus com-plexe que la logique de notre esprit.

Toutes ces « catégories » très artificielles sont d'uti-lité contestable. Elles ont de plus l'inconvénient de grouper pêle-mêle, au petit bonheur, les choses les plus disparates. Certains auteurs réunissent, par exem-ple, dans les causes occasionnelles l'ipéca, le coït, le coryza, l'effort, la tuberculose, etc., etc. ! D'autres causes sont traitées avec un égal discernement... Je me souviendrai de toutes ces classifications, sans les suivre. Autre sera ma méthode. Après avoir commencé par l'étude des causes qui me paraissent les plus im-portantes, j'aborderai l'étiologie et la pathogénie par organes et systèmes d'organes, et terminerai par des causes de moindre importance ou accessoires. Méthode plutôt énumérative, comme on voit, sans préoccupa-tion d'ordonnance doctrinale, mais méthode pratique,

car elle permet de grouper des faits de même nature
et d'édifier sur tel ensemble homogène de causalités
une théorie pathogénique rationnelle, ou tout au moins
vraisemblable.

Il n'y a pas de maladies, dit-on souvent, il y a des
malades. Ceci est surtout vrai dans l'asthme, et dans
l'étiologie de l'asthme. Avant tout, il y a « des asthmatiques » ; ce sont des individualistes à outrance,
« des personnalités très accusées », remarque Trousseau. Avec eux, il n'est pas d'invraisemblances étiologiques, et Brissaud écrit avec raison : « Tout est
possible, et, même en présence de certaines bizarreries, le scepticisme aurait tort. »

§ I. — Maladies générales.

Intoxications et infections. Auto-Intoxications.

Les maladies générales, les intoxications et infections dominent l'asthme, comme elles dominent d'ailleurs toute la pathologie, et c'est par leur étude qu'il
convient, logiquement, d'ouvrir ce premier chapitre.

A ne considérer que le seul domaine névrotique,
on connaît des hystéries toxiques, des épilepsies toxiques, et certains pathogénistes modernes ont une
tendance très nette à établir d'autres névroses plus ou
moins bien définies, — neurasthénies, vésanies diverses, — sur le terrain toxique ou infectieux. On a déjà
décrit des asthmes toxhémiques (Percepied). Dans ces
cas, d'ordre un peu spécial, l'origine toxi-infectieuse

de l'asthme semble s'imposer d'elle-même, elle émerge du fait clinique ; mais ce n'est pas à dire que d'autres cas, — ou que l'asthme en général, — ne puissent se réclamer de la même pathogénie ; au contraire. Elle est seulement plus complexe, plus obscure, elle a besoin d'être cherchée dans l'histoire lointaine du malade. Ce n'est plus un mouvement antécédent immédiat, une cause déterminante ou occasionnelle apparaissant vivement, c'est un état dyscrasique latent à analyser, à déceler, ou une filiation d'états seconds sous la dépendance d'une cause initiale toxhémique qu'il s'agit de découvrir. Simple question de plus ou de moins dans les difficultés de l'investigation. Généraliser, étendre à tout asthme le bénéfice de la conception toxi-infectieuse, est une théorie aussi séduisante que rationnelle, proposée et justifiée par la clinique ; théorie propre à bien éclairer les étapes ou le mécanisme du syndrome, et féconde en déductions thérapeutiques.

Intoxications. — L'intoxication en général agit sur tout l'organisne ; telle intoxication n'agit que sur certaine partie de l'organisme, avec l'idiosyncrasie propre à chacune. Je n'ai pas à entrer dans l'étude approfondie de l'intoxication, mais à retenir brièvement ce qui importe à mon sujet, soit son action sur le milieu humoral, — sur le système nerveux —, sur le système respiratoire, — sur le foie.

L'intoxication modifie ou détruit les leucocytes de la *lymphe*. Elle détruit ou altère les globules du *sang* (poisons globulaires), diminue ou augmente sa coagulabilité (poisons plasmatiques), et la densité sanguine troublée provoque le trouble de l'osmose, par conséquent de la vie cellulaire. Le sang est l'aboutissant de tous les poisons (Bouchard), mais il se débarrasse assez rapidement de tout élément étranger, matières solubles ou agents figurés ; le poison se fixe sur les cellules des organes et des tissus suivant une affinité variable. Le sang véhicule, distribue, plus qu'il ne retient.

L'action du toxique sur le *système nerveux* est tantôt directe, par élection spécifique sur l'anatomie nerveuse, tantôt indirecte, par l'intermédiaire du sang. Tel est, en résumé, le double mécanisme de la *neurotoxie*. Je n'ai pas à aller plus loin dans l'étude de cette action ; retenons seulement ce fait, d'importance capitale pour la question de l'asthme, c'est que, règle générale, *l'intoxication au début et à petites doses conditionne l'hyper-réflectivité*. Ce n'est qu'à la longue, ou à doses massives, que l'intoxication amène l'hypo-réflectivité, par fatigue, épuisement ou mort de la cellule nerveuse.

Les poisons agissent diversement sur l'*appareil respiratoire*, indirectement par la voie sanguine ou par la voie bulbaire, ou directement : effet réflexe, effet direct. Quelques poisons possèdent cette double action. Les vapeurs d'ammoniaque, de térébenthine inhalées, les gaz irritants excitent les terminaisons du pneumogastrique, provoquant ainsi des modifications de rythme ; les effets sont les mêmes quand l'inhalation est pratiquée *in situ* par une canule trachéale, supprimant ainsi le réflexe spasmodique des voies supérieures, nez, larynx. La fumée de tabac, cause d'accès chez certains prédisposés, peut agir directement, par irritation lo-

cale, indépendamment de l'action générale de la nico-
tine, poison convulsivant, qui impressionne surtout le
bulbe et la moelle.

Les poisons minéraux ou les alcaloïdes altèrent le
foie, dans ses conduits biliaires et surtout dans la structure intime de son parenchyme. Insuffisant en tout ou
en partie, l'organe n'est plus à la hauteur de son rôle
physiologique dans l'élaboration des ingesta et reste au-
dessous de sa tâche protectrice, créant ainsi une nouvelle cause d'intoxication surajoutée à la première.
C'est un foie toxique et un hépatisme toxique, que le
rein supplée et soulage dans une certaine mesure. De
ce dernier organe je ne dirai rien pour le moment ;
sa fortune, dans l'intoxication en général, est liée à
celle du foie. Le système hépato-rénal fonctionne synergiquement et fléchit en bloc sous le poison, et avec
lui fléchit le plus grand appareil de défense de tout
l'organisme.

Les observations d'asthme dues à l'intoxication pure
sont très rares, que le poison minéral soit d'ordre pro-
fessionnel, accidentel, thérapeutique. Peut-être les faits
ont-ils passé inaperçus ; ou bien, quand il s'agit de
poisons bulbaires ou respiratoires, la dose nécessaire
pour l'excitabilité, la « dose asthmogène » est-elle tout
de suite dépassée par l'ingestion massive, ce qui arrive
le plus souvent dans les empoisonnements aigus. Ou
bien encore dans les cas d'intoxication chronique, les phénomènes de filiation sont trop complexes, l'effet trop
éloigné de la cause, et celle-ci échappe à l'observateur.
L'intoxication chronique agit en modifiant profondé-

ment la nutrition, ou en perturbant l'anatomie et la physiologie d'un organe important ou d'un système d'organes.

Je ne connais pas dans la littérature médicale, de faits d'asthme produits par l'intoxication mercurielle par exemple, arsenicale, cuprique, etc., etc. ; mais j'ai vu des accès provoqués par les vapeurs d'éther ou de chloroforme. J'ai vu, d'autre part, l'intoxication chronique par le chloroforme, par la morphine, aboutir à l'asthme.

On a décrit un asthme saturnin — le plomb poison des hématies — et Bouquet vient de donner une observation d'asthme saturnin aigu.

L'intoxication gazeuse par Co^2 est fréquemment asthmogène.

L'alcool peut être la cause initiale de l'asthme, mais il agit par processus complexes, par d'autres causes médiates plus tangibles, d'une asthmogenèse plus évidente, hépatique, rénale, cardiaque, intestinale, etc. On peut en dire autant du tabac.

Infections. — Les infections agissent par les microbes et par les sécrétions microbiennes. Elles agissent sur l'organisme tout entier, sur l'organe et sur les systèmes d'organes, à la surface et dans la profondeur des tissus et sur tous les milieux humoraux qui baignent l'économie. Le *sang*, peu toxique habituellement, le devient sous l'influence de l'infection qui le modifie dans ses éléments figurés et dans ses éléments solubles. Il peut même devenir hypertoxique comme dans certaines affections cutanées d'origine rénale, ou certaines dermatites (Quinquaud). Le *rein* modifie son épithélium ; l'urine devient plus toxique. Les conduits biliaires s'enflamment, la structure intime du *foie* se trouble profondément : foie infectieux et hépatisme infectieux. Les tuniques de l'*intestin* s'irritent et ses mouvements péristaltiques s'exagèrent. Elles agissent sur le *poumon*, vaste surface sanguine, et dans une certaine mesure organe d'arrêt du microbe (Roger, P. Courmont). Sur les *centres nerveux, bulbaires,* excitant le vague, soit fonctionnellement, dynamiquement, soit en altérant son histologie, faisant de la névrose ou de la névrite. Elles agissent sur la *nutrition,* touchant aux échanges, modifiant les déchets, troublant ce laboratoire microscopique de la cellule, où s'opèrent les analyses et les synthèses biologiques obscures qui assurent la vie organique, et le métabolisme dégradateur des éléments apportés (1).

Les microbes agissent : 1° par *eux-mêmes,* comme éléments étrangers irritatifs, *in situ,* soit sur la cellule, soit sur l'extrémité nerveuse, provoquant un réflexe direct ; 2° par leurs *toxines,* lesquelles à leur tour agissent, *a)* par intoxication humorale, *b)* par vaso-dilatation ou vaso-constriction, provoquant un réflexe à distance. Les toxines amènent des oscillations diverses de pression ; elles sont, règle générale, *hypotensives,* surtout la tuberculine. En ce qui regarde les poumons, qui semblent constituer pour elles un champ particulier d'élection, — et ceci vise directement la question de l'asthme,

---

1. Voir Charrin, in *Traité Charcot-Bouchard.*

— les toxines ont une action complexe. Elles irritent les fibres motrices des muscles des bronches (Furnbruger), ou agissent sur les nerfs vaso-moteurs des vaisseaux pulmonaires, ou enfin, absorbant pour leur destruction une partie de l'oxygène du sang, elles augmentent la dose de Co^2, poison bulbaire, qui provoque la dyspnée.

Quand on connaît la facilité avec laquelle se diffusent microbes et toxines dans l'économie, leur action multiple sur les organes, et spécialement sur les poumons et le système nerveux, on peut prévoir *a priori* leur rôle dans l'étiologie de l'asthme. On relève, en effet, *très fréquemment* les maladies infectieuses comme causes asthmogènes, proches ou éloignées ; et les joignant aux maladies toxiques, on peut dire que *tout asthme sous-entend une infection ou une intoxication.* Cette conception est, à mon sens, la clef de voûte de l'édifice asthmatique. Parmi les affections aiguës, on doit citer notamment la grippe, la rougeole, la coqueluche, la fièvre typhoïde ; plus rarement la diphtérie, la scarlatine, la variole. Il faut faire une place à part, prépondérante, à la rougeole et surtout à la coqueluche, affection où domine le plus l'élément nerveux. Sajous l'a notée souvent dans les antécédents des malades atteints du rhume des foins ; il y a un élément spasmodique commun entre la coqueluche et l'asthme, et la toux coquelucboïde est assez fréquente chez les enfants asthmatiques. Parmi les affections chroniques, la tuberculose surtout, et d'autres fois la syphilis.

Eichorst admet que l'asthme peut être une forme

larvée de l'impaludisme ; j'ai observé un retour caractéristique d'accès sous l'influence paludéenne chez un
ancien asthmatique. A. et F. Boucheron donnent deux
cas d'asthme streptococcique chez des porteurs de rhinite à streptocoques (1). On trouve souvent dans les crachats asthmatiques, — indépendamment des bacilles de
Koch, dans les cas symptomatiques de tuberculose et
je parlerai plus tard et plus amplement de cette dernière affection, — on trouve des streptocoques, des pneumocoques, accompagnés de tétragènes d'abondance
variable. Il faut rapprocher de l'asthme streptococcique pur, les faits expérimentaux de Dunbar avec sa toxine
relatifs au hay-fever, faits discutés, contestés au point
de vue clinique, mais théoriquement vraisemblables.

Les maladies générales, infectieuses, amènent l'asthme
soit à la période d'invasion, soit, plus fréquemment,
dans la convalescence ; il est exceptionnel de le voir
apparaître dans la période d'évolution. Tantôt elles
appellent l'asthme pour la première fois, tantôt le rap-
pellent après une longue trêve ; et suivant l'époque d'apparition, on peut les concevoir comme causes provo-
cantes ou causes prédisposantes. Voici un exemple
typique de l'influence d'une maladie infectieuse : un bou-
langer, non asthmatique, prend la fièvre typhoïde ; dès
la convalescence, hyperexcitabilité nasale, gêne par les
poussières professionnelles et par l'odeur du pain frais,
développement d'un coryza apériodique tenace. Il change
de profession, se fait boucher, et l'asthme nasal continue sous l'influence de l'odeur des bestiaux.

1. *Société de biologie*, 1898.

Auto-intoxications. — Les auto-intoxications participent des intoxications et des infections, celles-ci favorisées et aggravées par celles-là, suivant la règle générale.

On trouve dans l'estomac, affecté de dilatation avec hypersécrétion permanente, une substance convulsivante, qui serait une syntonine, provoquant la tétanie et la dyspnée (Bouveret et Devic).

Dans le tube intestinal on trouve : 1° des produits toxiques versés par les sécrétions normales. Et parmi ceux-là, il faut citer en première ligne la bile et les sels biliaires, comme pouvant amener de notables modifications respiratoires ; 2° des produits toxiques par l'action de ces sécrétions sur les aliments; 3° des produits toxiques attribuables aux micro-organismes qui peuplent la cavité intestinale en si grande quantité, surtout dans la dernière partie de l'intestin grêle ; poisons des agents figurés des putréfactions gastro-intestinales, toxalbumines d'origine diverse, végétale et surtout animale, leucomaïnes, ptomaïnes.

On a donc des auto-intoxications *endogènes* et des auto-intoxications *exogènes*. Celles-ci sont de beaucoup les plus importantes, d'un déterminisme plus vigoureux et plus tangible. Microbes et poisons agissent : — sur le *foie*: ils produisent par angiocholite ce que Gilbert appelle la « diathèse d'infection », qui n'est qu'un hépatisme infectieux, cholémique, avec hypertension portale secondaire, et finalement altèrent la cellule hépatique ; — sur le *rein*: ils commandent en grande partie la toxicité de l'urine, toxicité en rapport avec

la richesse des acides sulfo-conjugués. On connaît
l'action convulsivante de certaines urines, surtout des
urines du sommeil, plus convulsivantes que celles de
la veille, action qu'elles empruntent principalement à
leurs sels de potasse ; il y a une forme asthmoïde de
l'urémie ; — sur le *système nerveux* ; si, en général,
les intoxications conditionnent l'hyper-réflectivité, il
faut le dire à plus forte raison des auto-intoxications.
La plupart des poisons autogènes sont *convulsivants,*
donc d'asthmogenèse possible ; — sur le *poumon* : les
alcaloïdes des aliments, surtout de la viande sont « dyspnéisants », déterminant de notables modifications respiratoires soit sous forme de respirations périodiques,
soit sous forme apériodique (1). Barié, Cuffer ont
signalé des accidents pulmonaires paroxystiques dans
certains troubles gastro-intestinaux, liés vraisemblablement à l'intoxication. Bayer cite une observation d'un
état aigu de la muqueuse gastro-intestinale compliqué
d'asthme ; j'ai noté assez fréquemment l'embarras gastrique fébrile comme cause occasionnelle d'accès. La
dyspnée *sine materia* purement toxique fait partie de
la symptomatologie de la forme algide de l'infection
gastro-intestinale des nourrissons (Lesage) (2). Enfin,
d'après certains auteurs (Marfan, Hauser, Comby),
l'asthme de Kopp ou de Millar serait lié à l'intoxication gastro-intestinale ; opinion partagée par Rehn,
Ganglofner, etc. (3).

1. Picard. *Thèse de Paris*, 1897.

2. J. Roux. Étiologie de l'Asthme. *Thèse de Paris*, 1902.

3. Mounier (*France médicale*, 1901) fait jouer un rôle prépondérant

L'indigestion, qui est un empoisonnement, peut être provocatrice d'accès. Certains aliments (huîtres, moules, fraises) sont plus nettement, plus classiquement provocateurs : un de mes malades, asthmatique, eut un accès sous l'influence de l'ingestion de moules ; à quinze ans d'intervalle, nouvel accès, dû à la même cause. Il est des substances dont l'action semble spécifique chez certains asthmatiques et qui sont de vrais poisons idiosyncrasiques ; ainsi l'ail, l'oignon, le café, l'alcool à très petites doses, le vin, rouge ou blanc, même coupé d'eau, peuvent déterminer des manifestations nasales ou pneumo-bulbaires d'acuité et de durée variables. A rapprocher de ces intolérances individuelles d'autres intolérances plus inattendues et plus paradoxales encore : chez tel malade la fumée d'une poudre anti-asthmatique amène un accès ; l'iodure de potassium même, chez tel autre, entretient la crise ou la provoque. Le remède de l'asthme devient asthmogène !

C'est sur les auto-intoxications que repose la théorie de Huchard, pour qui l'asthme essentiel, nerveux, est une dyspnée « d'auto-intoxication ptomaïnique nocturne ». L'asthme, dit Huchard, est ordinairement le résultat d'une « intoxication »; assertion exacte si l'on comprend l'intoxication dans son sens le plus général, visant toutes les toxines, relativement exacte si l'on

à l'auto-intoxication dans le coryza périodique et apériodique. C'est également l'avis de P. Cornet (*Presse médicale*, 1909), qui s'attache surtout aux phénomènes gastro-intestinaux. Moure et Bouyer (Société française d'oto-rhino-laryng., 1908), accusent surtout l'arthritisme. C'est la même thèse sous des aspects différents.

ne vise que l'intoxication alimentaire. La théorie toxi-alimentaire ne s'applique qu'à une catégorie de cas déterminés qu'on peut estimer d'ailleurs assez nombreux.

Dans l'intoxication endogène il faut ranger le *surmenage* physique, voire psychique, qui agit par excès de déchets, et qu'on retrouve parfois comme cause accessible, déterminante ou occasionnelle de l'asthme.

En résumé, on peut dire que les infections et les intoxications troublent l'organisme par un mécanisme sinon identique, du moins analogue ; les toxines et les poisons endogènes finissent par agir à la façon des poisons minéraux et des alcaloïdes. Par des moyens, par des agents différents, intoxication et infection jouent le même rôle, agissant à la fois sur les humeurs de l'économie et sur les tissus, impressionnant directement ou indirectement la cellule. Infections proprement dites par microbes, intoxications proprement dites par poisons minéraux, ou auto-intoxications par « ingesta » tout aboutit à cette conclusion finale : poison chimique, ou principe agissant comme tel par son excès ou sa présence constante, qui *exalte l'irritabilité de la cellule et du système nerveux*. En envisageant la seule diffusion de ce principe chimique dans les milieux organiques, on peut admettre *a priori* un asthme *hématique*, le sang vaste surface liquide, tissu spécial, zone asthmogène circulante impressionnable également par des poisons gazeux CO_2 ; asthme hématique à rapprocher de l'asthme « hématogénique » de Schlemmer, d'hypothèse plus étroite plus spéciale, concernant surtout l'acide urique. Généralisant encore, et visant toutes les humeurs de l'économie qui toutes peuvent être intoxiquées ou infectées, on arrive à la conception rationnelle d'un asthme *humoral*. C'est la porte ouverte à l'asthme *dyscrasique*, à l'asthme *diathésique*.

J'ai indiqué, chemin faisant, le rôle important du système hépato-rénal, surtout dans les auto-intoxications. L'insuffisance fonctionnelle du foie, complète ou relative, désarme l'organisme contre les toxines dyspnéisantes de l'alimentation carnée, comme l'ont démontré les expériences de Paulow. Le fléchissement de l'appareil anti-toxique et de sa fonction aboutit à l'excitabilité générale, à ce syndrome « strychnique » que vient d'étudier Grasset; vu sous cet angle, l'accès d'asthme serait du « strychnisme respiratoire. »

J'ai signalé d'autre part l'action générale, directe, des poisons sur l'appareil respiratoire et sur le système nerveux, action d'hyperexcitabilité. De l'ensemble de ces conditions connues on peut établir la filiation schématique suivante, génératrice de la réflexo-ataxie pneumo-bulbaire appelée asthme.

Infection et intoxication } Hyperexcitabilité générale { Hyperexcitabilité bulbaire } Asthme.

Nous savons d'autre part que, indépendamment de cette action purement chimique, il est presque impossible d'irriter, même sans grande énergie, un point quelconque de l'organisme sans modifier l'état dynamique du système nerveux (Brown-Séquard) et que le bulbe est facilement impressionnable même par des excitations éloignées.

Théoriquement, on peut avoir, au point de vue pathogénique, un asthme purement humoral, un asthme purement nerveux (névrose ou névrite), un asthme purement pulmonaire ; mais, quand on songe à la diffusion des poisons et des toxines, aux multiples irritations et lésions cellulaires, aux organes réagissant les uns sur les autres par contiguïté ou par inflammation propagée, à toutes les combinaisons toxi-réflexes possibles, on prévoit que le mécanisme ne doit pas être aussi simple. Il est, en réalité, complexe ; *tout asthme est la résultante d'une série de réflexes coordonnés.* Cliniquement, en effet, on peut saisir les divers modes d'action des intoxications et des infections. Les unes agissent comme intoxications ou infections *pures*, sans localisations *appréciables*, irritant les centres nerveux par le moyen dyscrasique : ainsi, on observe des phénomènes asthmoïdes dans la bacillémie tuberculeuse. Les autres agissent et comme infections et comme *localisations* dans le champ respiratoire, et il n'est pas toujours facile d'établir la part de l'infection primitive et de l'épine locale : ainsi la tuberculose, la syphilis — cause d'asthme plus fréquente qu'on ne croit —, la grippe, la rougeole, qui opèrent soit sous forme de lésions pulmonaires types, soit sous forme d'adénopathie légère ou massive, par compression irritative. Certaines infections ne semblent solliciter le réflexe respiratoire que par l'intermédiaire d'organes autres que le poumon : la syphilis, par l'altération des coronaires, de l'aorte, du foie ; une intoxication, l'alcool, comporte le même mécanisme ; les auto-intoxications, en dehors de l'action dyscrasique directe, provoquent indirectement par des processus divers dont l'intestin, le foie, le rein sont le théâtre. L'asthme couronne une suite de réflexes variés, — hépato-bulbaire, gastro ou entéro-bulbaire, etc., etc., — ou une série d'entités nosologiques échafaudées.

Si, étiologiquement, l'action asthmogène des maladies toxiques ou toxi-infectieuses est évidente, cette action, au point de vue clinique et pathogénique, est donc des plus complexes et souvent difficile à analyser. La cause est nette, net l'effet, mais le chemin qui mène de celle-là à celui-ci est ardu et obscur, et c'est pourtant ce chemin qu'il importe de dépister. Il faut suivre pas à pas le poison à travers ses affinités dyscrasiques ou organo-physiologiques propres, afin d'introduire une médication sériée, hiérarchisée, surajoutant à la thérapeutique étiologique la thérapeutique pathogénique qui convient.

Je termine en disant que, quel que soit le mécanisme pathogénique, *toute intoxication, toute infection, toute auto-intoxication peut avoir son asthme ;* et je souscris entièrement à cette opinion de J. Roux : « Pour produire l'asthme, il faut la simultanéité de trois éléments, intoxication ou infection, système nerveux très sensible, — en réalité ces deux causes finissent par n'en faire qu'une, — et excitation (1). » Encore celle-ci, cause occasionnelle, n'est-elle pas toujours nécessaire ; quand elle existe, c'est la goutte d'eau qui fait déborder le vase.

§ II. — NEURO-ARTHRITISME.

Qu'est-ce que l'arthritisme ?... Le mot et la chose ont eu des fortunes diverses ; les anciens auteurs leur donnaient une définition et une délimitation plus ou moins incertaines, une compréhension doctrinale plus ou moins vague, d'un caractère presque métaphysique, avec une richesse d'hypothèses égale à la pauvreté des certitudes. Aujourd'hui encore, malgré d'intéressantes conceptions modernes élaborées sur un terrain nouveau, cette vaste question de pathologie générale est loin d'être élucidée, et on peut se demander si l'arthritisme sera entité, syndrome, simple tempérament morbide, ou si, démembré successivement, il est appelé à disparaître du cadre nosologique.

L'arthritisme, dit-on, est une *diathèse*, c'est-à-dire « une disposition générale en vertu de laquelle un individu est atteint de plusieurs affections locales de même nature » (Littré), ou mieux, avec Bouchard, « un trouble permanent de la nutrition qui prépare, provoque ou entretient des maladies différentes comme siège, comme évolution et comme processus pathologique ».

1. Thèse citée. — Par excitation, il faut entendre l'excitation externe, l'excitation interne étant inhérente à l'intoxication même, à l'infection, et surtout à l'auto-intoxication.

Et pour ce dernier, l'arthritisme est un état morbide constitutionnel, héréditaire ou acquis.

Mais quelle est la raison intime, le *primum movens*, quel est le mécanisme de cette « disposition générale », de ce « trouble permanent » ? Les théories sont nombreuses, d'ordre humoral, nerveux, solidiste, infectieux.

L'arthritisme ?... Est-ce une même maladie qui continue en se métamorphosant, changeant de masque, polymorphisme d'effets d'une même cause pathogène ? Y a-t-il simple coïncidence, simple association fortuite de certaines maladies, ou affinité et réelle dépendance de par une loi supérieure des parentés morbides ? Est-ce de l'hérédité cellulaire dans sa morphologie anormale et ses réactions biologiques déviées ? Un tempérament, une imminence et un *devenir* morbides ?..... Comment opter entre le ralentissement de la nutrition (Bouchard) ou *bradytrophie* de Landouzy, la névrose vaso-motrice et trophique de quelques auteurs (Hanot, Cazalis), la perturbation des grands centres moteurs (Dyce Duckworth), l'infection aiguë ou chronique par le *diplocoque rhumatismal* (Guyot), le séduisant hépatisme de Glénard, — hépatisme uricémique, hépatisme infectieux, — l'intoxication d'origine alimentaire de Maurel et Pascault? Il est difficile de se prononcer avec certitude... Et voici que la tuberculose, qui envahit tout, réclame voix au chapitre avec Auclair, Léon Bernard, Manquat, avec Poncet surtout, pour qui l'arthritisme ne serait souvent qu'une forme de tuberculose inflammatoire.

Sans avoir à entrer dans l'étude critique de chacune

de ces opinions, j'estime avec de Miranda (de Lisbonne),
Colombo, et d'autres auteurs, qu'il faut être très éclectique ; aucune théorie univoque n'est complètement
satisfaisante. J'incline toutefois de préférence vers la
doctrine de Maurel et Pascault pour qui l'arthritisme
est une intoxication d'ordre alimentaire, par suralimentation ou alimentation vicieuse; doctrine rationnelle,
claire, appuyée sur d'innombrables faits cliniques et
expérimentaux, et féconde en résultats thérapeutiques.
Sans suralimentation, pas d'arthritisme, dit Maurel ;
et Pascault, après avoir analysé le mécanisme pathogénique de la suralimentation, résume ainsi l' « arthritique » : *Cliniquement un dyspeptique (intestinal, hépatique), ou un surmené ; chimiquement, un hyperacide ;
physiologiquement, un intoxiqué* (1):

Voici comment on pourrait dresser le tableau général, le schème, de l'arthritisme :

Arthritisme

CAUSE INITIALE : suralimentation, ou alimentation vicieuse, ou surmenage, *intoxication.*

CAUSES MÉDIATES ou substrat anatomo-physiologique

Intestin (stase cœcale, de Pascault).

Foie : hyperfonction, puis hypofonction

Hépatisme de Glénard : uricémique. / infectieux.

Diathèse d'auto-infection de Gilbert.

EFFET : Hyperacidité, surtout uricémie, dyscrasie acide de Bouchard, aboutissant à..........

Ralentissement de la nutrition (Bouchard).
Bradytrophie (Landouzy).
Névrose vaso-motrice (Cazalis), etc., etc.

---

1. Pascault. *Alimentation et Hygiène de l'Arthritique* (1903). *L'Arthritisme par suralimentation* (1907). Voir aussi F. de Grandmaison,
Traité de l'Arthritisme (1908).

On a donc une *cause originelle ;* des *causes média-tes,* constituant le mécanisme pathogénitique, le subs-trat anatomo-physiologique de la perversion organi-que ; une *résultante première, générale,* aboutissant à des effets *seconds, particuliers.*

La *cause originelle* est le surmenage physique ou moral (par excès de déchets), et plus encore, neuf fois sur dix, la suralimentation, ou l'alimentation vicieuse, finissant par provoquer l'intoxication, ou mieux, l'auto-intoxication, mélange d'intoxications et d'infections, celles-ci favorisées par celles-là, suivant la règle de pathologie générale indiquée dans le paragraphe précédent.

Les *causes médiates, le mécanisme pathogénétique,* résident surtout dans l'intestin et dans le foie. L'intestin joue un grand rôle chez le nourrisson et dans la première enfance, et pour Pascault l'insuffisance intestinale, et plus exactement la stase cæcale, aurait un rôle capital chez l'adulte, le cæcum cédant le premier chez le suralimenté. Le foie a une part prépondérante, mais non exclusive, dans la production de l'arthritisme. Il est l'appareil anti-toxique par excellence, mais n'est pas le seul ; il y a les reins, la rate, la thyroïde, l'intestin, etc. ; qu'il fléchisse, par insuffisance relative ou radicale, qu'il y ait *hypofonction,* et les toxines alimentaires se répandent dans l'économie. On comprend le bien fondé de la théorie si brillamment défendue par Glénard, qui fait du foie le pivot des maladies par ralentissement de la nutrition, et on pourrait tout aussi bien superposer à l'aphorisme de Maurel l'aphorisme

corollaire : « Pas d'arthritisme sans hépatisme. » Enfin
on sait par Charrin que le foie peut être intoxiqué
dans la vie intra-utérine, et dans ce cas l'arthritisme
s'installe de bonne heure, par le « mécanisme hépatique », comme chez l'adulte.

La *résultante première* est le vice humoral généra-
lisé, hyperacidité remplaçant l'acidité relative, utile,
hyperacidité qui est le plus souvent, mais non toujours,
de l'uricémie, hyperacidité et *dérivés toxiques* (1).
D'autres résultantes, *secondes*, d'autres effets sont le
ralentissement de la nutrition ou bradytrophie, la névrose vaso-motrice, la tendance sclérogène, la cholé-
mie, etc., qui, modes réactionnels ou processus anatomiques, constituent des signes cardinaux, et comme
les maîtresses branches de l'arbre arthritique. Puis
des résultantes plus éloignées, goutte, rhumatisme,
obésité, lithiase, migraine, dermatoses, etc., qualifiées
de « maladies », et qui ne sont que des « phénomé-
nologies » diverses de la même cause. L'arbre s'épa-
nouit. Et enfin l'artériosclérose, état résidual, arthritisme de déchéance succédant si souvent à l'arthritisme
d'excitation.

1. Pour Joulie, Nicolaïdi, la dyscrasie acide ne serait qu'une période de début, et pourrait aboutir à l'hypoacidité. C'est la diathèse
« renversée », d'où, au point de vue thérapeutique, alcaline d'abord,
et médication acide après. — L'hyperacidité du sang, augmente la
viscosité de celui-ci, contrarie sa circulation qui se *ralentit* et diminue par là même les oxydations. L'hypoacidité, au contraire, diminue
sa viscosité, accélère la circulation, augmente la quantité d'O pris
dans les poumons : résultat, intensité plus grande des oxydations.
affaiblissement et consomption.

Étiologie et postulat chimique, mécanisme pathogénétique, syndrome ou symptômes, évolution, l'arthritisme a maintenant tous les éléments d'une entité pathologique. D'autres entités, avec beaucoup moins, ont
pris rang dans la nosologie. Il cesse d'être quelque
chose de mystérieux et d'insaisissable, presque une
simple vue de l'esprit ; il est accessible, tangible, depuis
son origine jusqu'à sa terminaison ; il est bien défini, et
il est autonome. C'est une vaste synthèse où l'analyse
établit les sériations, les filiations, les hiérarchies ;
subordinations et parentés déjà soupçonnées et admises par l'empirisme clinique d'hier, auxquelles la conception d'aujourd'hui vient fournir un lien rationnel.
Il y a maintenant un fil conducteur dans le labyrinthe
de l'ancienne diathèse. Avec une telle conception tout
s'éclaire, tout s'analyse dans les associations, tout se
prévoit dans l'évolution, et on comprend admirablement
l'arthritisme héréditaire, l'arthritisme du bas âge et de
l'enfance, — souvent confondu avec l'arthritisme héréditaire, — l'arthritisme acquis par l'adulte, et enfin l'arthritisme familial, collectif, par unité de mauvaises
habitudes alimentaires, comme j'aurai encore l'occasion
de le dire plus loin.

L'arthritisme, envisagé dans son processus général,
est une auto-intoxication, — il est l'auto-intoxication,
écrit de Miranda, — c'est laisser prévoir que *toute intoxication, toute infection peut avoir « son arthritisme »,*
son état arthritique, ou « arthritoïde », laissant au mot
son acception classique de trouble profond, de rema-

niement, de ralentissement de la nutrition (1). C'est ma conclusion ferme. « Pourquoi, se demande P. Courmont, certaines intoxications microbiennes, et entre autres l'intoxication tuberculeuse ne pourraient-elles pas à la longue créer l'arthritisme ? » Et Poncet et Leriche écrivent : « L'arthritisme est un syndrome que toute cause longtemps agissante peut lentement produire et même fixer héréditairement. Toute infection ou intoxication larvée réalisera au maximum les conditions de production de la diathèse ; petit à petit les humeurs modifiées remanieront le terrain et feront arthritiques ceux qui n'en avaient antérieurement nulles traces (2). » Je partage entièrement cette opinion.

Une telle conception démembre pour mieux reconstituer. Elle permet de débrouiller le chaos de l'ancien arthritisme, sauve avec raison l'arthritisme par suralimentation, la diathèse acide, dont elle justifie l'individualité, et crée à côté toute une classe de « néo-arthritismes », d'individualités également justifiables par leurs éléments caractéristiques, c'est-à-dire par l'étiologie, le processus histo-chimique, la symptomatologie et l'évolution qui leur sont propres. Et si tous ont des

1. On aurait ainsi, l'arthritisme « alimentaire », l'arthritisme « tuberculeux », l'arthritisme « syphilitique », etc., etc., en accolant au mot usuel le qualificatif de causalité, afin d'éviter toute confusion. Ou bien on peut réserver l'arthritisme — chose et vocable — à l'auto-intoxication par « ingesta », et dire par ailleurs, « brady-tuberculose », « brady-syphilose », brady alcoolisme », etc., etc., qui résument la cause toxique ou infectieuse et son effet de ralentissement sur la nutrition générale.

2. Académie de médecine, 1907.

traits communs, ce qui arrive à tant de maladies, — le mécanisme hépatique, par exemple, la tendance sclérogène, etc., — chacun aura sa physionomie particulière, différenciée, gardant jusqu'au bout l'empreinte de la cause originelle spécifique, poison ou microbe. C'est l'affaire de nouvelles analyses cliniques et sans doute d'une nouvelle terminologie. Et on comprend ainsi l'association et la superposition de plusieurs arthritismes, — l'arthritisme « mixte », — de plusieurs bradytrophies, par l'association de plusieurs éléments pathogènes, ceci compliquant cela ; saturnisme et alcool, deux poisons, deux intoxications ; syphilis et alcool, microbe et poison, infection et intoxication ; alcool et suralimentation, arthritisme mixte si fréquent chez les gros buveurs et les gros mangeurs. Chez les tuberculeux, la suralimentation additionne ses toxines et ses méfaits aux toxines et aux méfaits des bacilles ; l'arthritisme bacillaire se complique de l'arthritisme par ingesta, et l'on ajoute ou l'on enlève à volonté le second au premier par la cessation ou la reprise d'une alimentation rationnelle.

J'ai dû m'étendre un peu longuement sur ce sujet, estimant que dans une étude sur l'asthme il était nécessaire d'avoir une doctrine conductrice en pathologie générale. Je le répète, une telle conception est source d'ordre et de lumière. Elle classe, délimite ; elle assigne à chaque intoxication, à chaque infection le terrain dit « arthritique » qui lui revient, et précise en le circonscrivant le domaine de l'arthritisme par *ingesta*, domaine très vaste encore malgré démembrement.

L'arthritisme, étant intoxication, suit les lois de l'intoxication. Il agit sur les milieux humoraux, sur les organes et les tissus et, nécessairement, sur le système nerveux dont la structure est plus délicate encore et plus vulnérable. Il a donc sa *neurotoxie*, appelée communément neuro-arthritisme, qui comprend l'ensemble des troubles nerveux, manifestations vagues ou syndromes précis, qui germent et fleurissent chez l'intoxiqué : nervosisme, neurasthénie, hystérie, hystéro-neurasthénie, psychoses, etc. Je n'ai pas à étudier chacune de ces grandes modalités nerveuses, ni à essayer de les délimiter ; elles sont souvent peu délimitables, de frontières incertaines. Nous connaissons d'autre part la divergence de théories, quant à leur cause pathogène, entités idiopathiques pour les uns, résultats symptomatiques pour les autres, soit qu'il y ait trouble somatique par infections ou auto-intoxications (Bouchard avec sa toxogénie gastrique, un grand nombre de neuropathes et de psychopathes français), soit qu'il y ait affection locale d'un organe ou d'un système d'organes (entéro-hépatisme de Glénard). Origine ideogène, origine somatique, origine réflexe, chacune des théories se prévaut d'arguments rationnels, de statistiques impressionnantes et de triomphantes médications. Là encore, il faut être éclectique ; c'est tantôt une cause tantôt une autre, suivant le cas, tantôt une série de causes associées. Question d'espèce ; et c'est l'œuvre et l'art du médecin de dégager l' « inconnue » ou les « inconnues » du problème et d'instituer une physicothérapie ou une psychothérapie exclusive, ou de combiner les deux proportionnellement à la cause originelle, ou enfin d'intervenir chirurgicalement, s'il y a lieu. En ce qui concerne plus spécialement la neurasthénie et l'hystérie, il y a le plus souvent un trouble somatique (intoxication arthritique, parfois tuberculeuse), et toujours le verre grossissant du *psychisme* qui transforme et déforme les sensations et avec elles les symptômes. La thérapeutique de ces affections nerveuses doit toujours se superposer à cette double pathogénie. Quant à l'épine locale, si elle existe ou semble exister, elle est, règle générale, d'importance secondaire.

Plus que l'intoxication par poison chimique, plus que l'infection pure, l'arthritisme étant auto-intoxication *conditionne l'hyperexcitabilité :* « Phénomènes toxiques et phénomènes réflexes se partagent la pathologie du ralenti », écrit Pascault. Ces poisons autogènes sont *convulsivants*, or l'asthme n'est qu'une *convulsion d'un genre spécial envisagée sur un champ spécial*, le champ respiratoire. On peut donc conclure *a priori* de l'arthritisme à l'asthme, et une vieille expérience clinique ratifie cette déduction. Après avoir établi, logiquement, l'autonomie nosologique de l'arthritisme, on établit donc, avec la même logique, l'autonomie de l'asthme arthritique. *Il y a un asthme arthritique*, lequel rentre dans la vaste classe des asthmes par intoxication. C'est l'application *in specie* d'un principe général.

L'asthme relève donc en théorie et en fait du neuro-arthritisme ; il appartient à la grande famille névrotique. Héréditaires similaires ou asimilaires, issus de parents à tare névropathique ou l'ayant acquise eux-

mêmes, les asthmatiques sont avant tout des nerveux.
L'asthme n'est parfois qu'un épisode temporaire dans
un vaste cortège de névropathies ; d'autres fois, ce qui
est plus rare, il est toute la névropathie, syndrome isolé
de durée variable.

Les enfants asthmatiques sont assez souvent de caractère instable, difficile, parfois méchant. On peut
observer chez eux les convulsions, les terreurs nocturnes, la danse de Saint-Guy, la maladie des tics, même
la polydypsie nerveuse. Les adultes sont facilement im_
patients, inquiets, émotifs ; ils ont des palpitations, des
cauchemars, des obsessions. Ceux-ci sont tourmentés
d'insomnies longues ou fréquentes, de vertiges, d'angoisse (névrose d'angoisse) ; ceux-là sont affectés de pho-
bies diverses, peur des espaces ou des endroits clos, peur
de devenir fous ; d'autres ont des impulsions au suicide.
Ces diverses formes alternent avec l'asthme ou chevau-
chent avec lui. Les asthmatiques deviennent volontiers
morphinomanes, daturomanes, ioduromanes, cocaïno-
manes. Ce sont avant tout des spasmodiques, faisant du
spasme non seulement dans la sphère respiratoire proprement dite, — vertige, ictus nasal, ictus et vertiges laryngés, laryngisme striduleux —, mais dans des sphères
voisines ou même très éloignées : spasme de l'œsophage, des voies biliaires (Schlemmer), crampes musculaires diverses. Toutes les névroses de l'arbre respiratoire leur sont familières, étant toutes d'ailleurs
solidaires ; ils en ont eu, en ont, ou en auront. Leur
réflectivité tendineuse est presque toujours exagérée (1),

1. Exagération des réflexes rotuliens chez les asthmatiques (Moncorgé, *Lyon médical*, 1902).

de même que leur réflectivité muqueuse et cutanée, et on pourrait dire de l'asthmatique qu'il est *un individu d'hyper-réflectivité généralisée, avec localisation temporaire ou permanente, de formes cliniques variables, sur le territoire pneumo-bulbaire.* Et ce sont des douloureux, rhumatisants ou rhumatoïdants ; ils ont des arthralgies, des myalgies, des algies diverses. Chez eux l'entéro-névrose n'est pas rare.

La pseudo-angine de poitrine joue parfois un rôle d'équivalence. L'association avec la neurasthénie ou avec des états neurasthéniques s'observe assez fréquemment ; certains asthmatiques sont d'une fatigabilité excessive. Il en est de même pour l'hystérie, surtout pour l'hystérie « mineure ». Féré a cité des coryzas spasmodiques hystériques. Certains cas se compliquent de manifestations hystériformes ; la malade, — il s'agit surtout de femmes — crie, pleure, « jappe », se débat dans un état d'énervement indéfinissable, s'évanouit. Quant aux rapports étroits et fréquents qui uniraient l'asthme à l'épilepsie, je suis loin de partager les vues de certains auteurs, Brissaud en particulier, sur ce sujet. L'asthme peut s'apparenter à l'épilepsie héréditaire ou personnelle, ou en être une forme larvée, mais à tout prendre ces cas sont très rares. Je ne l'ai observée que 18 fois sur plus de 4.000 malades. Brugelmann cite des observations où l'asthme s'associe à un état psychopathique et somatique assez complexe : angoisse, hyperidrose et troubles vaso-moteurs, hystérisme ; cas qu'il déclare relever d'une « névrose pure », traitables et curables par l'hypnotisme. Voici une observation résumée, plus complexe encore, d'une de mes malades, ou l'asthme s'associe à une vésanie caractérisée.

Mlle L... Antécédents héréditaires obèses et nerveux. De 26 à 29 ans, accidents hystériques (crises, vomissements, aphasie, paraplégie. — A 30 ans, bronchites d'hiver faciles, commence à engraisser. — A 37 ans, pèse 110 kilos ; à ce moment, asthme type, qui dure cinq ans. — A 42 ans, morphinomanie ; l'asthme cesse. — A 45 ans, délire de la persécution, enfermée pendant deux ans. — A 48 ans, guérison complète de toutes ces manifestations morbides.

De tels cas, similaires ou à peu près, ne sont pas exceptionnels.

On devine chez ces nerveux l'importance des causes morales, ou même de l'imagination. Elle est considérable, parfois capitale. La fatigue intellectuelle, les soucis, les ennuis, le chagrin, ou les simples changements d'habitudes agissent comme éléments prédisposants de la maladie ; la colère, la surprise, la peur, comme éléments provocateurs de l'accès ; d'autres fois, chose curieuse, quand l'accès est à son début ou léger, elles l'arrêtent, le jugulent presque instantanément. Tantôt la crise survient dans le paroxysme de l'émotion, tantôt quelques instants, ou quelques heures après. La seule suggestibilité joue parfois un grand rôle. Tel asthmatique témoin d'une crise d'asthme prend lui-même un accès ; tel autre songeant à ses accès antérieurs est saisi d'angoisse asthmoïde. Chez un troisième, le simple mot éveille et déchaîne la chose. La porte est ouverte à l'appréhension, à cette auto-suggestion si décisive, sans qu'on s'en doute, dans le retour périodique, quasi fatal, de quelques crises, à certaines époques ou en certains lieux. Avec un tel psychisme il n'est pas étonnant qu'une malade de Morell-Mackenzie visitant une exposition de peinture, prenne un accès de coryza spasmodique, en face d'un superbe tableau représentant une prairie (1). L'exemple est classique d'une crise provoquée par la vue d'une rose artificielle chez une malade atteinte d'asthme des roses. En pareil cas le point de départ est l'écorce cérébrale; il s'agit de cet asthme « mental », *psychique*, admis par Lublinsky, Bœcker et d'autres et dont Brugelmann fait la caractéristique de l'asthme neurasthénique (2). C'est l'asthme nerveux de Germain Sée, Brissaud et de nombreux auteurs de l'École française. L'asthme implique toujours un élément nerveux et, théoriquement, on peut ne voir là qu'un pléonasme; mais, pratiquement, il est utile de conserver l'*asthme nerveux* qui répond à une réalité clinique et appelle une médication surtout anti-nerveuse. La dominante idéative propose la dominante psycho-thérapique : Brugelmann traite par l'hypnose, Dubois (de Berne) par la suggestion à l'état de veille, ou mieux par la persuasion et l'éducation de la volonté. Chez une de mes malades, les ac-

1. Cité par Garel (Rhume des foins).

2. L'excitation cérébrale a une action sur le rythme respiratoire. De nombreux expérimentateurs ont noté des accélérations, des ralentissements, des arrêts de la respiration du fait d'excitations localisées de l'écorce cérébrale, surtout dans la partie antéro-externe des deuxième et troisième circonvolutions.

cès étaient calmés ou guéris par des passes magnéti-
ques (!) pratiquées par son père. De vieilles estampes
représentent des asthmatiques soulagés par la musique.

Si l'asthme, nervosisme respiratoire, s'associe fréquemment aux diverses modalités nerveuses de l'arthritisme, il s'associe avec une plus grande fréquence
encore, semble-t-il, aux autres manifestations somatiques de la diathèse. C'est de courante observation,
depuis longtemps classique. « L'asthme est une maladie
accompagnée », dit Bouchard, et il ajoute : « C'est le
gros foie qu'on observe le plus souvent en même
temps que l'asthme, mais les deux maladies n'ont pas
d'action l'une sur l'autre ». Cette dernière assertion
me paraît contestable, je dirai pourquoi dans un autre
paragraphe. Quant au gros foie, il est très vrai qu'il
s'associe à l'asthme, mais chez des individus un peu
spéciaux, gros, forts, vultueux, gros mangeurs et gros
buveurs, plus ou moins entachés d'alcoolisme, ou chez
certains tuberculeux gras ou nettement obèses. C'est le
psoriasis, l'eczéma et l'urticaire qui ont la parenté la plus
étroite avec l'asthme, la peau étant facilement affectée
chez les asthmatiques (Bouchard). Citons les coliques hépatiques, néphrétiques, la migraine, les névralgies facia-
les, le prurit vulvaire, le rhumatisme déformant, l'im-
petigo chez les enfants. Ces diverses affections, dont
l'indéniable parenté, admise depuis longtemps par l'expérience clinique, s'établit aujourd'hui solidement sur
la même cause originelle, sur le même mécanisme pathogénétique (entéro-hépatique, hépato-rénal), ne diffèrent que par leur élection locale et les contingences

organo-physiologiques relevant de cette localisation, mais cette loi d'élection chez tel ou tel individu, est le plus souvent difficile à analyser. Elles se manifestent discrètement chez certains asthmatiques ; copieusement, toutes ou presque toutes, chez certains autres, qui constituent une vraie synthèse, un véritable musée de l'arthritisme. L'asthme, dans ce cortège, débute, apparaît, réapparaît, ou clôt la série. Il se fait parfois avec tel ou tel stigmate de la diathèse de véritables alternances cycliques.

On observe des rapports assez fréquents entre l'obésité et l'asthme, chez la femme surtout, entre trente et quarante ans. L'asthme précède ou suit, ou bien les deux affections, éveillées en même temps par le même trouble de nutrition générale, toxique ou infectieux, évoluent parallèlement. Lambotte cite un cas intéressant : l'obésité se compliquait d'une masse épiploïque énorme dont l'ablation guérit l'asthme (1). En l'espèce, asthme réflexe sur terrain diathésique.

Bouchard admet la parenté étroite de l'asthme et de la goutte. La goutte se rencontre plus volontiers dans les antécédents héréditaires, elle se présente comme élément diathésique transformé ; toutefois il n'est pas exceptionnel de la signaler dans les antécédents personnels, même à un âge peu avancé. J'ai vu, chez une jeune fille de 20 ans, une attaque de goutte franche clore et remplacer un accès d'asthme : le père était goutteux, la mère rhino-spastique. Pour Legendre,

1. J. Roux (Thèse citée).

l'asthme serait une manifestation larvée de la goutte.
Schlemmer, en certains cas d'origine hématique, assimile l'accès d'asthme à l'accès de goutte, l'un et l'autre se produisant par le même mécanisme, et confirme
l'opinion de Haig rattachant les séries d'asthme à
l'augmentation d'alcalescence et à la solubilité corrélative de l'acide urique. Ce mécanisme ne s'applique
qu'à des cas peu nombreux et bien déterminés, à une
catégorie d'accès. Il n'est pas étonnant, suivant la
remarque de J. Roux concluant après Schlemmer, que
l'excès d'acide urique soit localisé dans une région d'où
peut partir le réflexe asthmatique, ou qu'il impressionne
directement le bulbe et produise l'asthme. Et c'est en
pareils cas surtout que l'on pourrait, avec quelques
auteurs, considérer la crise d'asthme comme une véritable réaction de défense ; l'organisme, saturé du poison chimique ou de toxines, se soulage par les expul-
sions bronchiques consécutives à l'accès.

§ III. — Hérédité.

Ce n'est pas ici le lieu d'exposer le problème de l'hérédité en général et de discuter une à une les innombrables questions qui s'y rattachent : conceptions ou
explications histologiques, physiologiques, biologiques,
théories des ressemblances anatomiques, arrêts de
développement, etc., etc. Tout cela est encore fort
obscur et attend sa solution définitive. Je m'en tien-
drai aux faits communément admis, c'est-à-dire à ce

mélange d'empirisme éclairé par quelques certitudes expérimentales, et les rapporterai à la question précise qui m'occupe.

Prise dans son acception la plus large, l'hérédité, dans l'asthme, domine la scène étiologique. Elle est la grande, pour ne pas dire l'unique cause prédisposante, la « cause des causes » (Trélat). D'autres causes qualifiées de prédisposantes ne le sont qu'accessoirement, brodant leur canevas plus ou moins important sur cette trame de fond. Elle est incontestable, tous les auteurs l'admettent ; Haig est le seul à la nier.

L'hérédité asthmatique peut être *similaire*, ou homéomorphe, c'est-à-dire se manifester exactement sous la même forme clinique. C'est « l'hérédo-asthme ». Elle est *asimilaire* ou hétéromorphe quand, cessant de se présenter sous son aspect classique, elle se révèle sous une autre maladie de type nosologique bien défini, avec laquelle elle s'apparente ; elle se transforme, restant sous-jacente, en puissance. C'est l' « hérédo-nervosisme » ou c'est l' « hérédo-terrain ». On pourrait justement l'appeler *parasimilaire*, quand le type clinique premier, modifié ou dévié, demeure néanmoins de cadre et de modalité respiratoires. Exemple : un asthmatique nasal engendre un asthmatique pneumo-bulbaire, ou inversement.

L'hérédité similaire s'affirme, à mon avis, dans le tiers des cas environ. Lazarus l'estime à 15 0/0 seulement. C'est insuffisant. Elle est de déterminisme plus rigoureux que l'hérédité asimilaire ; le type clinique tend à se conserver intégral, à se fixer dans sa forme. Et elle est aussi de déterminisme plus immédiat ; la plupart des asthmes infantiles relèvent de l'hérédité similaire ou parasimilaire. J'ai vu des nourrissons reproduire l'image exacte de l'asthme paternel ou maternel, faisant, pour ainsi dire, de l'asthme « adulte ». En pareils cas, il ne peut être question de prédisposition, d'évolution, toujours subordonnées à l'action du temps, l'asthme se transmet directement, en bloc, aussi fidèlement que se transmet la ressemblance des visages, ou telle particularité morphologique. L'enfant hérite immédiatement d'une excitabilité anormale des vagues ou du centre respiratoire (Küss), d'une excitabilité déjà orientée, systématisée. Quant à connaître l'état anatomique, la dystrophie vago-bulbaire possible qui conditionne une telle irritabilité, c'est chose difficile et de pure hypothèse : arrêt de développement (Ardnt, Schulze, Déjerine), ou hypertrophie, pour appliquer en l'espèce une théorie générale. Quoi qu'il en soit, il n'est pas téméraire de conclure d'une réaction physiologique identique à une identique représentation anatomique, celle-là fonction de celle-ci.

Brugelmann n'admet guère cette hérédité similaire. Pour lui, il s'agit toujours d'une « habitude vicieuse » de la moelle bulbaire contractée sous l'action de causes occasionnelles répétées. Mais comment expliquer et justifier cette habitude vicieuse chez de tout jeunes enfants, chez des nourrissons de huit à dix mois par exemple ? La théorie de Brugelmann ne peut donc s'appliquer à tous les cas.

L'hérédité similaire peut être *directe,* — père, mère,

— ou *collatérale* — oncle, tante, frère, sœur. Elle est assez fréquemment *croisée,* comme cela se voit dans l'hérédité en général : le père asthmatique engendre une fille asthmatique, la mère, un fils. Les enfants venus au monde avant l'asthme maternel n'ont pas d'asthme, ceux qui naissent après peuvent être asthmatiques, tous ou quelques-uns seulement. Dans une famille, tous les garçons sont atteints, les filles épargnées, d'autres fois c'est l'inverse ; ou bien l'affection saute un enfant, indistinctement, sans choix sexuel, pour frapper le suivant. Il y a des familles entières asthmatiques, voire des générations entières : aïeux, grands-parents, parents, enfants. C'est de l'hérédité « accumulée ». — L'*hérédité homochrone,* c'est-à-dire se manifestant aux périodes correspondantes de la vie, semble ne point exister dans l'asthme. Par contre, l'hérédité *alterne* n'est pas rare ; la maladie saute une génération.

J'ai observé deux jumeaux asthmatiques dès l'enfance ; tous deux se ressemblaient trait pour trait et présentaient du vitiligo en des points symétriques. Trousseau parle également de deux jumeaux « effroyablement asthmatiques ». Citons, à titre de curiosité, le cas d'une jeune femme, asthmatique héréditaire, qui avait en outre une inversion totale des viscères. Autre fait intéressant : une dame asthmatique a trois jeunes enfants atteints d'asthme, deux filles et un garçon ; tous trois eurent la même nuit, à la même heure, de la laryngite striduleuse.

L'hérédité asimilaire s'accuse plus tardivement, sauf

exception, que l'hérédité similaire laquelle pourtant ne
reste pas l'apanage exclusif de l'enfance, première ou
seconde, mais peut se manifester dans l'adolescence ou
à un âge plus avancé. Elle se rapporte, ai-je dit, à
l'hérédo-nervosisme, ou à l'hérédo-terrain.

J'ai décrit plus haut le complexus névropathique des
asthmatiques ; cette névropathie on la rencontre chez
les ascendants, à l'état de poussière ou à l'état de bloc.
On relève chez eux le nervosisme vague — émotivité,
impressionnabilité, irritabilité — ou le nervosisme plus
sévère, d'un type systématisé — psychoses, névroses ;
— et on n'a pas encore fourni une explication satisfaisante sur la manière dont s'effectue la transmission de
ces maladies du système nerveux sans lésions constan-
tes. Je me bornerai donc à la constatation clinique sans
risquer d'hypothèses. Et après avoir reçu ce legs, les
asthmatiques, à leur tour, le transmettent à leurs des-
cendants, nerveux de réaction diverses, avec ou sans
la réaction asthmatique.

Reste la question de l'hérédo-terrain. Nous savons
que toute intoxication, toute infection peut conditionner l'asthme, intoxication et infection acquises ; il faut
le dire également de l'intoxication et de l'infection trans-
mises par hérédité. La preuve de l'hérédo-intoxication
et de l'hérédo-infection n'est plus à faire ; elle s'appuie
sur l'expérimentation et sur l'expérience clinique de tous
les jours. Quant au mécanisme de cette transmission,
il est encore loin d'être bien connu ; les théories va-
rient : cellulaire, humorale, microbienne (par pénétration directe), etc. « Existe-t-il dans les éléments sexuels,

se demande Le Dantec, d'autres éléments parasites capables de transmettre les diathèses, de génération en génération ? » Quoi qu'il en soit de ce mécanisme, si on admet, par exemple, l'asthme par syphilis acquise, il faut l'admettre également par hérédo-syphilis ; si on l'admet par alcoolisme acquis, il faut l'admettre aussi par hérédo-alcoolisme. Même raisonnement et même logique en ce qui concerne la tuberculose, et pour celle-ci les faits cliniques démontrent en certains cas la parenté et la transmission héréditaire. Des tuberculeux engendrent des asthmatiques, des asthmatiques engendrent des tuberculeux. D'autres fois, il s'agit d'hérédité collatérale : frères tuberculeux, sœurs asthmatiques, ou inversement ; tantes, oncles tuberculeux, nièces, neveux asthmatiques, ou inversement.

L'arthritisme étant intoxication à son hérédo-intoxication, et l'hérédo-arthritisme est hors de conteste, les faits sont trop nombreux, trop probants pour qu'on puisse en douter. Et de même que nous avons vu, chez un individu, l'asthme succéder à tel ou tel stigmate de la diathèse suivant une loi d'élection qui nous est inconnue, de même nous voyons, dans une génération, l'asthme succéder à tel ou tel stigmate présenté par la génération précédente, suivant un caprice apparent dont la raison nous échappe. Les goutteux, graveleux, migraineux, eczémateux, etc., etc., engendrent des asthmatiques ; ceux-ci engendrent des goutteux, des graveleux, migraineux, eczémateux, etc., etc. Ce sont là de mystérieuses transformations et de mystérieuses équivalences. Toutefois il faut se garder de conclure

hâtivement à l'hérédo-diathèse; certains arthritismes
prétendus héréditaires ne le sont qu'en apparence ; ce
sont des arthritismes acquis de bonne heure, dès l'enfance ou dès le nourrissage, ou des arthritismes de
« communauté » contractés dans la vie de famille par
l'unité de pratiques alimentaires vicieuses. Ce sont des
diathèses d'éducation et non d'hérédité.

L'hérédo-terrain conditionne l'hérédo-nervosisme
comme l'intoxication et l'infection acquises conditionnent leur propre neurotoxie, par le même mécanisme,
c'est-à-dire par action directe (névrite ou névrose) ou
par action réflexe. La loi toxique de l'individu doit
s'appliquer aux générations, et dans l'hérédo-nervosisme général, fonction de l'hérédo-terrain, le syndrome nerveux similaire nous apparaît comme une
élection spéciale, commandée par une idiosyncrasie
obscure ou par un *locus minoris resistentiæ* anatomique
ou physiologique transmis héréditairement. D'où le
schème suivant, montrant la filiation déjà admise, et
superposable au schème précédent (intoxication-hyper-
excitabilité, etc.) dont il n'est que l'application.

Hérédo-terrain = Hérédo-nervosisme = Hérédo-asthme.

Voici, pour terminer ce paragraphe, une observa-
tion-type où se résument toutes les associations héréditaires, et le tableau synoptique d'une famille remarquablement asthmatique.

I

<table>
<tr><td rowspan="3">P..., 36 ans
(Asth. pneumo-bulbaire)</td><td>GRAND'-MÈRE, asthme pneumo-bulbaire = Hérédité similaire et alterne.</td></tr>
<tr><td>MÈRE, rhumatisme déformant = Hérédité asimilaire.</td></tr>
<tr><td>FILLE, coryza des foins = Hérédité parasimilaire et croisée.</td></tr>
</table>

II

Famille A...

<table>
<tr><td rowspan="7">A... Hélène = Asthme pneumo-bulb. type</td><td>Louise</td><td>= Asthme des foins.</td></tr>
<tr><td>Jean</td><td>= Indemne.</td></tr>
<tr><td>Maurice</td><td>= Emphysème.</td></tr>
<tr><td>Louis</td><td>= Indemne.</td></tr>
<tr><td>René</td><td>= Rhume des foins.</td></tr>
<tr><td>Léonie</td><td>= Bronchite sibilante.</td></tr>
<tr><td colspan="2">(Ce sont les enfants d'Hélène A..., sœur aînée, la seule qui soit mariée).</td></tr>
</table>

A..., Marguerite = Asthme type.
— Charles = Indemne.
— Julien = Rhume des acacias.
— Pierre = Indemne.
— Jean = Rhume des foins.
— Jeanne = Coryza spasmodique apériodique.
(Ce sont sept frères et sœurs).

§ IV. — SYSTÈME RESPIRATOIRE.

Maladies toxi-infectieuses, neuro-arthritisme, — celui-ci n'étant qu'un chapitre de celles-là, — hérédité, telles sont les grandes causes générales, les causes fondamentales de l'asthme. Elles sont d'ordre constitutionnel, dyscrasique, héréditaire ou acquis, et c'est à elles qu'on remonte fatalement dans l'analyse bien conduite d'un cas particulier. Ne point savoir les rencontrer, les mettre en lumière, c'est rester en route dans l'étude de l'étiologie et de la pathogénie et se borner à une médication symptomatique, empirique, purement et fâcheusement approximative.

J'aborde maintenant l'étude des causes particulières, soit qu'on les examine dans un organe isolé, à titre d'épine locale, soit qu'on les envisage, comme réflexes coordonnés, dans un système d'organes. Il convient naturellement de commencer par le système respiratoire. Ici, nous sommes sur le terrain propre de l'asthme lequel n'est qu'une « perversion spéciale » de l'acte physiologique de la respiration ; et, dans cette sphère des plexus pulmonaires, nous devons nous attendre à trouver des causes asthmogènes nombreuses, — l'appareil respiratoire étant très accessible et très sensible aux troubles multiples du milieu intérieur ou du milieu extérieur, — et des causes particulièrement énergiques, les conditions irritatives locales se surajoutant aux conditions d'ordre général qu'on vient d'énoncer. Ce ne sont pas là, en effet, des excitations éloignées, ou même de proche voisinage, mais des excitations sur place, empruntant à leur localisation un caractère de déterminisme plus immédiat et plus rigoureux.

Appareil nasopharyngien. — Asthme nasal.

Tous les réflexes de l'arbre respiratoire sont solidaires; réflexe nasal, trachéal, laryngien, broncho-alvéolaire. Que l'un de ces réflexes accuse une hyperexcitabilité morbide,les autres ne restent pas indifférents;
leur excitabilité se traduit en même temps, chose
fréquente, ou successivement, associée ou dissociée. Et
voici le tableau que l'on peut dresser, montrant d'un
seul coup les associations possibles et faisant comprendre la variété des phénomènes cliniques sous l'unité
du trouble physiologique. Le mécanisme est le même ;
le siège seul diffère, avec l'appellation nosologique.

Hyperesthésie et hyper-réflectivité nasale	Éternuements, rhinorrhée, coryza spasmodique, apériodique, périodique. *Asthme nasal.*
Hyperesthésie et hyper-réflectivité laryngienne	Laryngo-spasme et laryngite striduleuse, vertige laryngé, ictus laryngé.
Hyperesthésie et hyper-réflectivité trachéale	Trachéo-spasme, constriction trachéale.
Hyperesthésie et hyper-réflectivité broncho-pulmonaire	Dyspnée, bronchites sibilantes. *Asthme broncho-alvéolaire.*

D'après ce tableau synthétique l'asthme n'est donc
qu'un des nombreux troubles morbides de la réflectivité
respiratoire, mais il est le plus intéressant et le plus

important ; et, par la tragique originalité de ses épisodes
symptomatiques, par la gravité des désordres concomi-
tants ou ultérieurs, il a confisqué l'attention des pathologistes. Les autres troubles de réflectivité évoluent autour
de celui-ci ; ce sont des troubles « satellites », *parasthmatiques*. A la rigueur, en donnant au mot «asthme » un
sens très générique, on devrait parler d'asthme laryngien, d'asthme trachéal, tout aussi bien que d'asthme
broncho-pulmonaire ; en dénonçant ainsi la famille
pathologique par l'unité terminologique, on gagnerait
en méthode et en clarté. Il n'en est rien, on n'en parle pas
habituellement ; mais par contre, chose tout d'abord
paradoxale, on dit « asthme nasal» alors qu'il s'agit d'un
territoire autre que le territoire pulmonaire, et d'un
moyen physiologique autre que le pneumogastrique.
Pourquoi cela ? Y a-t-il là abus de langage invitant à
réforme, et ne ferait-on pas mieux de s'en tenir au
« coryza spasmodique » périodique ou apériodique, au
« coryza des foins », au « coryza dyspnéique, appella-
tions qui autonomisent le trouble clinique et ne préju-
gent rien ? Ou bien y a-t-il intérêt, y a-t-il vérité à parler d' «asthme nasal », à superposer ceci à cela, comme
une presque équation, comme un trouble de même
nature dans des cadres différents ?... J'estime l'appellation classique parfaitement justifiée. Il est nécessaire
de la conserver, non seulement dans ses formes dyspnéiques types, asthmoïdes ou asthmisantes, — ce qui
va de soi — mais il faut encore en élargir la compréhension en englobant les formes atypiques si fréquentes, qui sont des phénomènes asthmatiques réduits

et comme des étapes d'asthme (coryza périodique, hydrorrhée paroxystique, rhino-spasme matinal).

Cliniquement, l'hyperesthésie et l'hyper-réflectivité nasales sont intimement liées à l'hyperesthésie et à l'hyper-réflectivité broncho-alvéolaire ; on peut dire que 90 0/0 des asthmatiques pneumo-bulbaires types ont des réactions nasales exagérées, ou pour le moins faciles. L'exagération de la rhino-réflectivité est un critérium de l'asthme, surtout de l'asthme arthritique ; l'exagération de la laryngo-réflectivité, de la trachéo-réflectivité n'est, comparativement, qu'une exception, qu'une quantité négligeable. Asthme nasal et asthme pneumo-bulbaire s'associent, se préparent, se succèdent ; règle générale les asthmatiques du nez ont eu, ont, ou auront de l'asthme pneumique. Pneumogastrique et trijumeau forment le circuit asthmatique : dualité de moyens, unité de mécanisme. Que la réaction primitive parte du centre pneumo-bulbaire ou du trajet du pneumogastrique, il est rare que le trijumeau ne s'impressionne point, et l'excitation imprimée primitivement à ce dernier se transmet facilement au pneumogastrique. Unies par la clinique, les deux formes, nasale et pulmonaire, le sont aussi par l'étiologie, souvent commune. Elles le sont encore par l'hérédité : les asthmatiques du nez engendrent des asthmatiques du poumon, et inversement (1). Elles le sont enfin par la ressemblance du

1. Dans l'interrogatoire d'un asthmatique classique, il faut s'enquérir soigneusement de la réflectivité nasale des parents, — en admettant que ceux-ci n'aient pas d'asthme broncho-pulmonaire — avant de conclure à une hérédité négative. Tel asthmatique n'accuse comme hérédité que l'hyper-réflectivité nasale paternelle ou maternelle, ou collatérale ; et cela suffit.

syndrome ; on retrouve dans l'asthme nasal tous les éléments de l'asthme pneumique, avec leur proportion ou leur disproportion, physionomie type ou physionomie fruste. Le trouble excito-moteur « éternûment » répond au trouble excito-moteur « dyspnée », deux spasmes ; le trouble excito-sécrétoire « rhinorrhée » répond au trouble excito-sécrétoire « catarrhe bronchique », deux phénomènes vaso-moteurs, et, présentés de la façon suivante, les syndromes semblent calqués l'un sur l'autre.

| Asthme nasal | Trouble excito-moteur=*Eternûement.* Trouble excito-secrétoire = *Rhinorrhée.* | Trijumeau et sympathique (1). | Centre bulbaire. |
| Asthme pneumique | Trouble excito-moteur = *Dyspnée.* Trouble excito-sécrétoire=*Catarrhe.* | Pneumogastrique et sympathique. | |

On peut dire que ceci se superpose exactement à cela, que l'un et l'autre ne diffèrent que par le théâtre, par le cadre ; que l'asthme nasal est de l'asthme en réduction, à l'étage supérieur.

L'asthme nasal peut s'entendre de deux façons.

a) Asthme de *symptomatologie nasale.*—Les phénomènes pneumo-bulbaires précèdent ou coexistent, avec ou sans réactions vaso-motrices appréciables du côté de

1. Dans l'un et dans l'autre, — ce qui est une ressemblance de plus — le sympathique joue un certain rôle, encore mal défini, obscur.

la muqueuse nasale. Ce sont des troubles vicariants, — écoulements, éternuements — qui arrivent de jour comme de nuit (1). En certains cas, le coryza spontané et fugitif résume tout l'asthme. C'est, chez un asthmatique type, une manifestation atypique passagère, une forme fruste.

b) Asthme d'*étiologie nasale*.—Le phénomène pneumo-bulbaire déchaîné par voie nasale réflexe est conséquent, soit immédiat, soit éloigné. Ou bien rien ne déborde la région nasale, et le nez demeure le théâtre unique de la cause et de l'effet.

L'expression « asthme nasal » peut donc désigner et désigne tantôt ceci, tantôt cela, bien qu'il s'applique, et doive s'appliquer, plus spécialement à la forme d'*étiologie nasale*, à l'asthme *par le nez*.

Au reste, entre ces deux formes, il est une frontière parfois difficile à établir, non seulement au point de vue de la chronologie des accidents cliniques, mais encore au point de vue du signe nasal objectif. Il n'est pas toujours facile de tomber d'accord sur la « lésion nasale », étant donnée l'infinie variété de l'architecture intra-nasale ; (on peut dire que pas un nez ne se ressemble). Si certaines lésions s'imposent, d'autres sont discutables. Et ce n'est qu'arbitrairement qu'on tranche la question de savoir, par exemple, s'il s'agit d'une

---

1. Une de mes malades, asthmatique nocturne classique, voyait parfois ses accès remplacés par un écoulement nasal abondant qui se produisait à la même heure. La première fois elle crut à un violent saignement de nez. Il s'agit dans ce cas d'une hydrorrhée vicariante.

hypertrophie primitive de la muqueuse nasale avec asthme réflexe consécutif, ou d'asthme pneumique primitif aboutissant à une turgescence vaso-motrice secondaire, de durée variable. C'est la confusion possible, parfois difficilement évitable, de l'effet avec la cause, et inversement. D'autre part un gonflement nasal en apparence primitif peut être en réalité secondaire. Les vaso-dilatations réflexes nasales sont fréquentes, d'ordre viscéral, génital, ou cutané. On les rencontre surtout dans les maladies de l'estomac, Bouchard les a bien mises en lumière dans les dilatations et Ruault a confirmé ses vues ; elles sont non moins fréquentes dans les affections du foie et de l'intestin. On devine les conséquences au point de vue clinique et surtout thérapeutique. Combien de nez ressortissent à la médecine générale plus qu'à la spécialité !

Les causes de l'asthme nasal se divisent en causes *intra-nasales* et en causes *extra-nasales*.

1° *Causes intra-nasales.*

Il n'est pas une lésion nasale, réelle ou apparente, qui n'ait été incriminée comme productrice d'accès d'asthme, et chacune se prévaut d'observations plus ou moins nombreuses et, il faut le dire, plus ou moins probantes. Énumérons : la congestion chronique primitive ou supposée telle, — l'hypertrophie partielle ou totale d'un ou plusieurs cornets, — l'éperon de la cloison, — le catarrhe nasal, — les queues de cornets, — l'ulcération de la cloison, — l'hémisténose

(Gellé), — la rhinite atrophique avec ou sans ozène (Cartaz), — la sinusite maxillaire (Richardson), — la rhino-pharyngite purulente (Gallois), etc., etc. J'ai observé assez fréquemment un état particulier, « molluscoïde », de la muqueuse du cornet inférieur, muqueuse d'un rose franc, ou rose pâle, d'une consistance de sangsue, se déprimant facilement par le stylet et revenant lentement sur elle-même.

Parlons enfin, et surtout, des polypes. Sans essayer d'établir de pourcentage, il n'est pas douteux que ceux-ci l'emportent de beaucoup sur chacune des autres causes asthmogènes intra-nasales; c'est avec eux qu'a commencé et que se continue la longue histoire des interventions locales riche en succès et plus riche encore en mécomptes. Schmiegelow a observé 40 cas d'asthme chez 514 sujets atteints de rhinite chronique, et 31 autres cas chez 139 sujets atteints de polypes du nez (1). Dans 392 cas je relève 43 fois l'étiologie nasale nette, de tout ordre (2).

Nombreux sont les auteurs qui ont écrit sur la relation asthmo-polypeuse; parmi les spécialistes, Duplay, Voltolini, Frænkel, Hering, Mackensie, Ruault ; parmi les « généralistes », Trousseau, Potain, Guéneau de Mussy, etc. Duplay incrimine surtout les gros polypes qui agiraient comme obstacle mécanique ; Hartmann, Schœffer accusent de préférence les petits polypes mobiles. On a vu l'asthme disparaître par l'ablation de

1. Thèse de Roux.
2. Moncorgé, même thèse.

polypes, réapparaître avec eux, disparaître par ablation nouvelle. Devant une expérience aussi décisive,
aussi concluante, il a semblé à certains auteurs qu'on
se trouvait en présence d'un agent pathogène spécifique, et qu'enlever le polype, — et, généralisant, toute
lésion nasale, — c'était procéder à la cure radicale,
escomptée, de l'asthme. Il a fallu en rabattre, et d'autres faits nombreux ont invité à réflexion, à circonspec-
tion, démontrant qu'il y avait autre chose que cette
épine locale sur laquelle on s'hypnotisait. Le polype
n'a pas, en *soi*, le pouvoir asthmogène ; il ne l'a qu'indirectement, secondairement, en vertu du terrain névropathique créé lui-même par un processus toxique
ou infectieux : tant vaut le sujet, tant vaut le polype.
Combien de polypeux n'ont jamais d'asthme ? Combien
de rhino-asthmatiques ont guéri sans qu'on touche à
leur nez ? Que d'interventions ont été sans résultats, ne
guérissant ni n'améliorant ! Certaines ablations ont
même aggravé l'état asthmatique. Plus encore, des sujets non asthmatiques le sont devenus *après intervention
nasale* ; j'en ai observé quelques cas, Torstenson et
Schmiegelow en citent d'autres. Ces derniers faits semblent paradoxaux ; ils ne le sont qu'en apparence. On
a rapporté des cas d'asthme par un corps étranger
(Mattei), après une douche nasale, après cautérisation,
un autre par simple examen du nez. Il a donc suffi
d'une simple irritation, d'un simple attouchement sur
une muqueuse très sensible et prédisposée pour déchaîner un vif réflexe ; *a fortiori* peut-il être déchaîné par
ce traumatisme plus net, plus brutal, qu'est une abla-

tion de polype, arrachement ou section. Après avoir
accordé une influence prépondérante à la lésion poly-
peuse elle-même, puis à sa forme, puis à sa masse, à
sa vascularisation, puis à son siège, attribuant la vertu
asthmogène à telle ou telle qualité lésionnelle, on finit
par la déposséder de cette influence au profit de la
muqueuse sous-jacente. Et si la question de siège pré-
valut, ce fut grâce à la découverte de zones, de points
plus sensibles, et tout l'intérêt de l'étiologie passa de
la lésion à la muqueuse, celle-ci conditionnant celle-là.
Mais la muqueuse ne vaut, en l'espèce, que par son
hyperexcitabilité du trijumeau et du pneumogastrique,
laquelle se subordonne à son tour à l'excitabilité générale. C'est toujours le point de départ où il faut revenir, toujours le postulat qu'il faut admettre. La lésion
nasale n'est que la goutte d'eau qui fait déborder le
vase.

Mais, qu'il s'agisse de polype ou de toute autre lésion,
quel est le mécanisme du réflexe nasal ?... Hack, grand
défenseur de l'asthme nasal, admet l'existence d'un
tissu érectile dans la pituitaire, tissu qui serait le point
de départ du réflexe. La muqueuse nasale riche en vaisseaux, riche en nerfs, se congestionne facilement ; la
cocaïne amortit, empêche cette congestion et diminue
la vivacité et l'intensité du réflexe. Mackenzie admet des
zones d'hyperesthésie vers la moitié postérieure des
cornets inférieurs, et Lévy trouve dans le cas de réflexe
rhinogène de nombreux filaments nerveux à myélaxes
dans la muqueuse de ces mêmes cornets. Cette surface
hyperesthésique s'étend à toute la cloison d'après

Hering et Torstenson. Pour Brugelmann les zones asthmogènes se rencontrent dans **70 0/0** des cas et ces
zones existeraient dans tout l'arbre respiratoire. Le
tableau dressé plus haut montre que je partage entièrement cette manière de voir ; hyperesthésie et hypereflectivité siègent, à degrés variables, dans toute la surface
respiratoire, depuis les cornets jusqu'à l'alvéole. Sajous divise la cavité nasale en trois zones sensibles,
susceptibles de devenir hyperesthésiques : 1° *zone
postérieure*, amenant toux et asthme, soit par réflexe net,
soit par propagation catarrhale aux bronches : 2° *zone
antérieure* plus-sensible, où se ramifie également l'olfactif, provoquant larmoiement, photophobie, prurit
facial et palpébral ; 3° *zone moyenne*, participant des
deux.

Par contre Kuttner nie l'existence des zones asthmogènes dans le nez ; si elles existent, dit-il, on a affaire
à des hystériques. Assertion des plus contestables.

D'après les expériences de F. Franck, il résulte que
l'extrémité antérieure et le bord libre des cornets inférieurs et moyens sont très sensibles. L'extrémité postérieure des mêmes régions est moins sensible. La
partie postérieure de la cloison et la muqueuse du
méat moyen le sont encore moins. Cette sensibilité est
d'autant plus nette, d'autant plus vive qu'il y a congestion des muqueuses, expérience réalisée par le
coryza aigu. Le *coryza aigu* est, en effet, une cause
occasionnelle fréquente de l'accès d'asthme. Mais il
faut, en certains cas, savoir se défier, et ne point
prendre pour un coryza aigu idiopathique provocateur

d'accès un coryza déjà asthmatique, un accès nasal ; les explications mêmes des asthmatiques invitent fréquemment à tomber dans cette confusion.

Toutes ces causes intra-nasales peuvent se résumer dans le tableau suivant que j'emprunte à Lermoyez.

1º *Lésions fixes :* Polypes, crêtes et épines de la cloison, rhinites hypertrophiques, atrophiques, rhinolithes, corps étrangers, etc., etc.

2º *Lésions passagères :* Réplétion des corps caverneux, coryzas aigus, subaigus, coryzas réflexes.

3º *Lésions latentes :* Zones hyperesthésiques du nez, sans modifications apparentes de la muqueuse (1).

2º *Causes extra-nasales.*

Les causes extra-nasales peuvent elles-mêmes se subdiviser en causes *endogènes* et en causes *exogènes*.

Les causes extra-nasales endogènes ne sont autres que les vaso-dilatations nasales réflexes provoquées par les organes internes, et j'en ai déjà parlé incidemment. En pareils cas, le nez n'est qu'une étape intermédiaire, une cause seconde, associée ; le réflexe initial part de

1. C'est à ces lésions latentes qu'il faut rapporter sans doute certains cas peu connus, heureusement rares, de coryzas subaigus, avec ou sans asthme, remarquables par leur continuité et leur ténacité. Ils durent des mois, des années, avec récidives subintrantes, et empoisonnent littéralement l'existence des malades. Habituellement on ne trouve rien à l'examen ; plus rarement on trouve de la congestion localisée, ou encore une réplétion très marquée des corps caverneux, une véritable érection de la pituitaire. Ces derniers cas relèveraient plutôt des rhinites vaso-réflexes.

l'estomac, du foie, de l'intestin, — réflexe gastro-nasal, hépato-nasal, entéro-nasal, — et se transmet secondairement au bulbe — réflexe rhino-bulbaire. Les fosses nasales sont un véritable nid de réflexes. J'ai également tiré quelques conclusions thérapeutiques ; le traitement rationnel doit négliger l'accessoire nasal pour s'adresser surtout à l'organe principal, asthmogène. On comprend toutefois que, par suite de congestions réflexes répétées, une congestion chronique ou une hypertrophie puisse s'établir et qu'une lésion fixe se substitue progressivement à un état lésionnel mobile. L'épine locale est alors constituée définitivement, elle rentre dans le cadre des causes intra-nasales, agit pour son propre compte, et le spécialiste retrouve ses droits.

A côté de ces causes d'ordre « viscéral », il faut placer les causes « d'ordre périphérique », peau ou muqueuse. L'action du froid ou de l'humidité sur la peau provoque facilement la congestion nasale, d'une façon aiguë ou subaiguë, et, chez les asthmatiques, le réflexe « rhino-cutané » est aussi susceptible que le réflexe nasal proprement dit. Les irritations de la conjonctive impressionnent facilement la muqueuse nasale par contiguïté, ou par voie réflexe — réflexe « palpébro-nasal » — lequel appartient au réflexe « oculo-nasal ». Cette muqueuse palpébrale, surtout le bulbe lacrymal, réagit sous des agents divers, les pollens notamment, et provoque l'éternuement (1). Il s'agit en pareils cas d'une

____

1. Un médecin des hôpitaux, de mes amis, éprouve fréquemment en auscultant ses malades, « au lit », de violentes démangeaisons de l'angle interne de l'œil. Cette hyperesthésie caronculaire est une forme

excitation mécanique ; d'autres fois un réflexe véritablement spécifique semble entrer en jeu. Ainsi, dans certains cas de coryza d'été ou d'asthme nasal estival, la lumière solaire paraît jouer un rôle prépondérant. Tel sujet ne peut supporter la lumière crue sur un mur blanc ou sur un trottoir ; il est obligé de s'y soustraire, de se renfermer dans une demi-obscurité, et de ne sortir qu'avec des lunettes noires pour amortir la réverbération (1). Même action et même mécanisme dans certains cas de coryza spasmodique apériodique dû à la lumière artificielle trop vive, gaz ou électricité. Il s'agit d'un réflexe périphérique oculo-nasal déchaîné par un agent spécifique chez des idiosyncrasiques, à moins que, pour la lumière artificielle aussi bien que pour la lumière naturelle, on admette un réflexe plus profond, *optique*, excitant le centre respiratoire. On a vu, par exemple, l'asthme succéder à l'iridotomie (2).

Ces causes nasales, périphériques, conduisent naturellement aux causes exogènes proprement dites, aux causes d'ordre externe.

Si les lésions intra-nasales valent par la qualité réactionnelle spéciale de la muqueuse sous-jacente, et celle-

réduite, et si l'on peut dire, extra-nasale de l'asthme nasal. C'est un candidat à l'asthme nasal type ou à l'asthme pneumique. C'est d'ailleurs un héréditaire. Rosenbach parle de l'asthme « caronculaire ».

1. Un de mes malades s'enferme de longues heures dans sa cave.

2. Carrière. *Maladies de l'Appareil Respiratoire*, 1908. — P. Vigier et Wolf viennent d'appeler l'attention sur le rôle de l'œil dans la fièvre des foins : hyper-réflectivité de la conjonctive, mise en jeu par des agents divers, hyper-réflectivité rétinienne mise en jeu par une lumière intense ou brusque.

ci par la réflectivité nerveuse générale, il faut le dire *a fortiori* de ce qui touche aux causes extra-nasales, aux agents provocateurs venus de l'extérieur. Qu'ils agissent mécaniquement comme les poussières, spécifiquement comme les odeurs, ou le plus souvent par un mécanisme mixte, ils dénoncent à chaque instant la névropathie extrême du sujet par des bizarreries sans nom, d'incroyables étrangetés qui sont le propre des maladies nerveuses, et qui défient toute règle et toute classification.

a) *Excitants mécaniques.* — Toute poussière en général peut agir, qu'elle soit minérale, végétale, animale, et peut provoquer des manifestations nasales ou rhino-pulmonaires, coryza spasmodique apériodique avec ou sans dyspnée. La poussière des *routes*, de *pierres de tailles*, de *charbon*, la *cendre*, le *blanc d'Espagne*. — Les poussières de *céréales*, graminées diverses : maïs, avoine, chanvre, froment ; la farine, la farine de lin. — Les poudres de *riz*, de *lycopode*, d'*ipéca*, de *chasse*, de *Vicat*, etc. — Les *balayures*. — Les *lainages*, poussières de *matelas*, de *pelleteries*. — Toutes les fumées en général : *tabac, asphalte, bitume, goudron*, fumées *médicamenteuses*. — Certains *gaz*.

Le nerf affecté par les excitations mécaniques est le trijumeau dont l'irritation se réfléchit sur le bulbe, et provoque le réflexe.

b) *Excitants spécifiques.* — Toutes les odeurs, tous les aromes peuvent entraîner des manifestations nasales, avec ou sans dyspnée. Le *soufre*, le *vernis* la *naphtaline*, l'*encre*, la *moutarde*, les *huiles brûlées* l'odeur de *friture*, l'*ammoniaque*, l'*eau chlorée* (Treitel). — Les *parfums naturels* : roses, lis, orchidées, glycines, platanes, tilleuls, acacias, et en général toutes les fleurs selon certaines idiosyncrasies. Il y a parfois des graduations dans l'idiosyncrasie : un malade a des éternuements violents en épluchant des asperges, puis de l'oppression et des sibilances ; il a des accès larvés en épluchant des salsifis (1). — Les *parfums artificiels*, quels qu'ils soient. — Certaines odeurs d'*animaux* : cheval, bestiaux divers, chien, chat, lapin, volailles, gibier. Depuis quinze ans, un de mes malades ne peut être à côté d'un chat sans prendre un accès d'asthme. — L'odeur d'*écurie*. — L'odeur du *corps humain*, foule ou individu, de *lit défait*.

Comme on le voit par cette longue énumération, il s'agit de réactions individuelles ultra-fantaisistes ; question de choix, question de nombre, question d'intensité, suivant le cas. Tel asthmatique est sensible à un groupe d'excitants ou d'odeurs, tel autre à un seul excitant ou à une seule odeur. Celui-ci réagit sous des odeurs fortes, quelles qu'elles soient, — et c'est la règle ; — celui-ci manifeste sa sensibilité pour une odeur de dose infinitésimale qu'il déniche avec art et pour laquelle il devient un réactif hypersensible. Chose paradoxale, telle fumée habituellement pathogène, — le tabac par exemple —, calme celui-ci ; telle fumée médicamenteuse classique, — papier nitré, datura, — donne des accès à celui-là. Quelquefois les odeurs pro-

1. Deschamps, cité par Roux.

fessionnelles ne fatiguent pas, chose rare d'ailleurs,
et d'autres incommodent. Les mêmes odeurs, très
asthmogènes en été, ne le sont plus ou le sont moins
en hiver, ou bien le groupe des excitants d'été se réduit, en hiver, de quelques unités.

Les excitants spécifiques s'adressent au nerf de sensibilité spéciale, l'olfactif, qui peut déchaîner directement le réflexe respiratoire, comme le prouvent les
expériences de certains physiologistes, Luchsinger entre
autres. D'autres fois, il semble emprunter la voie
du sympathique. Il ne saurait emprunter la voie du
trijumeau avec lequel il n'a point d'anastomoses chez
l'homme (Testut), et la synergie de celui-ci n'est pas
nécessaire. Toutefois l'hyperesthésie olfactive marche le plus souvent de pair avec l'hyperesthésie et
l'hyperexcitabilité du trijumeau ; l'un et l'autre se
répartissent les zones œsthésiogènes, et le parfum,
substance impondérable qui s'adresse à l'olfactif, provoque des réflexes aussi vifs que certaines poussières
inertes à dose massive. La qualité l'emporte même le
plus souvent sur la quantité, pour l'intensité du réflexe.
Enfin, très fréquemment, il peut y avoir un mécanisme
mixte, trijumeau et olfactif étant impressionnés en
même temps, l'agent causal s'adressant à la fois au
nerf de sensibilité générale et au nerf de sensibilité
spéciale. J'ai observé des rhino-asthmatiques *anosmi-*
ques, ayant des accès sous l'influence d'excitants violents, soufre, graisse brûlée. Une de mes malades,
anosmique, ne « sent » pas l'odeur des violettes, mais
en leur présence a des picotements violents qui la font

éternuer en séries. Le parfum, purement objectif, agit donc en pareils cas comme un excitant mécanique. Il y a là une véritable dissociation physiologique, une véritable expérience tendant à démontrer que dans un nez normal les excitants spécifiques, — odeurs, parfums — s'adressent aussi bien au trijumeau qu'à l'olfactif, en moindres proportions pour le premier.

Si les gaz irritants, les fumées, les excitants volatils ou les odeurs violentes empruntent habituellement la voie nasale, elles peuvent s'adresser directement au larynx, à la trachée, ou à l'appareil broncho-pulmonaire, provoquer la toux, la sensation de strangulation, la dyspnée ; ce qui établit une fois de plus l'existence de zones hyperesthésiques dans tout l'arbre respiratoire chez les asthmatiques. L'ammoniaque, la térébenthine, etc., excitent les terminaisons du pneumogastrique et peuvent amener un arrêt de mouvement à l'état de tétanos inspiratoire.

Signalons encore certaines particularités. Le plus souvent, sous l'influence de l'agent mécanique ou spécifique, l'accès d'asthme éclate immédiatement ; d'autres fois il y a une période d'attente, de « méditation ». Chez un de mes malades, boucher, sensible à l'odeur des bestiaux, la crise apparaissait le soir du marché ; chez un autre, meunier, elle éclatait *fatalement* vingt-quatre heures après un séjour un peu prolongé au moulin. Peut-être a-t-on affaire en pareils cas à des toxines animales ou végétales dont l'action nocive est subordonnée à une certaine période d'incubation ?

Quelques formes d'asthme nasal, assez singulières

et d'ailleurs classiques, sont d'étiologie très complexe. Ainsi l'asthme de *théâtre* dû à l'atmosphère viciée, à la poussière de la salle, l'odeur des foules, la crudité de la lumière artificielle ; telle ou telle causalité l'emportant sur les autres suivant l'idiosyncrasie du sujet; l'asthme de *chemin de fer* où interviennent, en proportion variable, la trépidation du train, la fumée, l'odeur des wagons et la poussière des banquettes, et surtout la poussière de la voie, car cet asthme s'atténue les jours de pluie.

A l'asthme nasal appartient enfin le *rhume* ou *coryza des foins*, *l'asthme des foins*, le **hay-fever**, affection singulière qui fit éclore une si riche littérature médicale.

Cette affection, décrite d'abord par les auteurs anglo-saxons (Heberdeen, Bostock, Beard, Blackley, etc.), fut primitivement considérée comme une véritable entité pathologique. En France, Leflaive se fit le défenseur de cette idée (1). On s'en laissait imposer par la singularité étiologique, par l'apparence épidémiologique, par l'apparition soudaine et l'évolution quasicyclique ; tous ces éléments semblaient plaider pour une nette individualité. Individualité aujourd'hui compromise, entité démembrée ; on dépouille cette affection de « tant d'honneur ». Déjà Parrot, en 1867, n'en faisait qu'une simple variété de l'asthme.

Que le hay-fever soit de nature asthmatique, l'expérience clinique le prouve surabondamment; une de

---

1. *Thèse de Paris*, 1887.

ses formes, rhino-broncho-spastique, très classique et
assez commune, est nettement dyspnéique ; c'est le hay-
asthma. D'autre part, l'asthme des foins et l'asthme
pneumo-bulbaire s'associent fréquemment chez le même
individu ou se succèdent héréditairement. Mais, ser-
rant la question de plus près, on peut dire que le hay-
fever n'est qu'une variété de l'asthme nasal, qu'une
variété de rhinite spasmodique, et avec l'École française (Garel, Cuvillier, Molinié, Vassal), avec Macdonald,
Sajous à l'étranger, il faut admettre la complète identité du coryza périodique et du coryza apériodique.
Dans l'un et dans l'autre, les formes cliniques sont les
mêmes : oculo-nasale et rhino-broncho-spastique. La
périodicité peut être artificiellement provoquée ; n'étant
qu'un retour de la cause extrinsèque, on peut chez les
idiosyncrasiques, — avec l'ipéca, le tabac, le soufre,
les roses, etc., etc., — provoquer « périodiquement »
du coryza « apériodique », sous forme diurne ou nocturne, hebdomadaire, mensuelle, annuelle, à volonté.
L'asthme des foins n'est pas plus une entité que l'asthme
des roses, des platanes, des lilas, etc. ; et s'il [fallait,
avec l'idiosyncrasie poussée à ses dernières limites,
extravagante, chez les asthmatiques, baser une entité
pathologique sur la différence de l'agent causal, il faudrait en créer une par chaque individu. D'ailleurs, ces
deux coryzas sont souvent mélangés, successifs, voire
subintrants. On commence parfois par du coryza apériodique, — quelle qu'en soit la cause, — et un beau
jour on fait du coryza des foins, c'est-à-dire de la systématisation par rapport à une cause particulière. Ou

bien on commence par le rhume des foins, et on conserve en automne, en hiver, des réactions nasales faciles et violentes, sous l'influence d'une certaine catégorie d'odeurs, ou pour toutes les odeurs un peu fortes, ou seulement pour la lumière artificielle. Il reste donc, en dehors du printemps, un coryza spasmodique spontané ou provoqué qui s'exaspère en retrouvant sa spécificité printanière (1). Il y a transformation ou subintrance entre ces deux formes nasales, comme il y a transformation ou subintrance entre le hay-fever, le hay-asthma et l'asthme pneumo-bulbaire lui-même.

Les théories du hay-fever sont nombreuses. Je ne ferai que les indiquer, avec de brefs commentaires, leur développement ne pouvant intéresser que les traités plus spéciaux (2).

a) *Théorie météorologique.* — Elle fut émise par Bostock qui s'appuyait sur son observation personnelle. Dechambre et Leflaive s'y sont ralliés. Cette théorie contient une part de vérité : le printemps, l'été exagèrent l'hyper-réflectivité générale, locale, comme nous le verrons plus loin ; certaines conditions climatériques sont favorables, d'autres défavorables, — la lumière solaire, dont le rôle est à la fois mécanique et spécifique, gradue par son intensité la violence du hay-fever ; celui-ci, d'autre part, est moins fort quand l'été est pluvieux.

---

1. Voir *in Thèse de Vassal*, certaines de mes observations personnelles montrant cette fréquente association ou transformation.

2. Voir Garel. Rhume des Foins, *in Actualités médicales*, 1899.

b) *Théorie microbienne.* — Elle est due à Helmhotz qui, en 1869, découvrit dans le mucus nasal de petits vibrions groupés linéairement deux à deux. Peu d'auteurs admettent cette étiologie, et de nombreuses recherches n'ont pas permis de retrouver les vibrions décrits.

c) *Théorie nasale.* — Émise par Daly, elle fut défendue surtout par Hack, Mackenzie, Sommerbrodt, Roe, H. Thomas, etc. Pour ces auteurs, l'asthme des foins est toujours lié à une lésion nasale ; affirmation excessive, bien qu'il faille tenir compte de certaines statistiques autorisées, — celle de Molinié entre autres, — montrant que dans un grand nombre de cas des lésions nasales ont été constatées. J'ai dit plus haut ce qu'il fallait penser des lésions nasales en général ; dans l'asthme des foins comme dans l'asthme pneumo-bulbaire, elles jouent le rôle d'épine irritante, variable d'importance suivant les cas. Elles sont causes secondes. Pour Garel, la lésion nasale n'est pas plus fréquente chez les sujets atteints de hay-fever que chez ceux qui en sont exempts.

d) *Théorie pollinique.* — Cette théorie rencontre un grand nombre de partisans. Pour Lermoyez, dans 95 0/0 des cas d'asthme des foins on trouverait cette notion étiologique. Blackley a démontré par ses expériences que les inhalations de pollen produisaient l'asthme des foins chez quelques personnes. En Amérique, Wyman a obtenu les mêmes résultats avec le pollen de l'absinthe romaine. En août, septembre, l'absinthe romaine, ou armoise pontique, pousse et fleurit un peu partout, surtout le long des routes, dans certaines contrées de l'Amérique du Nord. Les auteurs américains semblent la rendre seule responsable du hay-fever. Les Anglais accusent l'antoxanthum de Linné, les Allemands incriminent le seigle en fleur (1). Otto Scherer s'en prend au pollen du « ragwed » et il en a extrait une substance, l'*ambrosine,* capable de provoquer l'attaque de fièvre des foins, par son contact avec la muqueuse nasale ou la conjonctive. En Europe on peut accuser toutes les graminées et céréales en général, sans qu'on soit bien fixé sur les véritables espèces nocives. Dunbar dénonce un grand nombre de plantes, — 114, — dont quelques-unes n'appartiennent pas à la famille des graminées. Enfin pour expliquer certains cas aberrants, d'apparence paradoxale, Liefman montre qu'en toute saison, même en hiver, l'aeroscope décèle des grains de pollen en suspension dans l'air.

Comment agit le pollen? Agit-il mécaniquement, sur le trijumeau, ou spécifiquement sur l'olfactif. Il en est de ce coryza périodique comme du coryza apériodique ; les deux nerfs s'impressionnent, sans qu'il soit possible d'établir dans quelle proportion. Elle doit être variable suivant les cas. Je connais des anosmiques qui ont du coryza des foins.

Pour certains auteurs, il y aurait autre chose qu'une action mécanique, quel que soit le nerf impressionné, il y aurait une action chimique. Strangwais admet que le pollen forme des toxines irritantes pour la pituitaire.

1. Vassal, Thèse citée.

Pour Dunbar, de Hambourg, le principe pathogène serait représenté par une *toxalbumine* isolable. Instillée dans le nez ou dans l'œil, ou injectée sous la peau à des sujets de notre espèce, non réfractaires à la fièvre des foins, une dilution de cette toxalbumine leur communiquerait les symptômes de cette affection. Injectée à des animaux, Dunbar aurait obtenu un sérum chargé d'une antitoxine, sérum prophylactique et curatif. Il démontre en outre que les graines de pollen qui sont inefficaces dans la période non critique regagnent de virulence après la destruction mécanique de leur coque extérieure (exine), de façon que leur introduction provoque l'accès typique de fièvre des foins, même en hiver. Les expériences et théories de Dunbar ont rencontré des détracteurs et des partisans, et la question reste à trancher.

e) *Théorie neuro-arthritique.* — C'est celle de l'École française indiquée par Parrot, Trousseau, formulée clairement par Guéneau de Mussy en deux leçons faites à quelques années de distance, et à laquelle se sont rangés Bondet, H. Mollière, Lermoyez, etc. C'est la théorie de l'état diathésique, la théorie de l'école « généraliste » en face des écoles « spécialistes ». C'est la « dominante » du terrain, le terrain primant la graine.

f) *Théorie éclectique.* — Elle est due à Clarke et à Hinkel ; elle est adoptée par Garel, Lermoyez, etc., et elle s'applique aussi bien aux formes printanières ou automnales périodiques qu'aux formes apériodiques. Je me range à cette dernière théorie, mixte, large, qui fait la part de la graine et du terrain, subordonne les causes occasionnelles aux causes prédisposantes, et envisage, suivant l'individu, l'ensemble des causalités petites et grandes. Il y a surtout des cas d'espèce.

On retrouve dans l'asthme des foins les mêmes éléments, essentiels, de l'asthme pneumo-bulbaire : 1° Une *intoxication*, qui est l'intoxication arthritique ou uricémique. On connaît d'ailleurs l'étroite parenté du hay-fever avec d'autres manifestations arthritiques : migraine, eczéma, coliques hépatiques, néphrétiques, goutte, etc., etc. 2° L'*hyperexcitabilité* de la pituitaire, conditionnée par l'hyperexcitabilité générale du sujet, qu'il y ait, ou non, des lésions nasales apparentes. 3° L'*agent irritant extérieur*, ou mieux, le plus souvent, les agents extérieurs, car ils sont en nombre, formant une causalité complexe. Il est habituellement difficile d'établir l'apport causal de chacun, de doser leurs proportions ; d'autres fois, le sujet indique nettement sa « préférence », son idiosyncrasie, qui fait pencher la balance en faveur de la lumière solaire, ou de l'armoise, ou du seigle en fleur, ou du platane, ou de telle ou telle graminée. Mais cette dissociation extrême, si elle individualise un sujet, ne saurait individualiser une affection pathologique, et nous ne faisons que retrouver dans l'agent extérieur du coryza périodique les mille fantaisies de l'agent externe du coryza apériodique.

J'ai dit que l'intoxication, l'intoxication arthritique, est à la base de toute fièvre des foins ; parfois cependant il s'agit d'une « base infectieuse ». J'ai observé l'asthme des foins après des fièvres graves, et il ne faut pas ignorer les rapports possibles, encore peu classiques, de cette affection avec la tuberculose. La tuberculose existante, cliniquement reconnue, peut provoquer de toutes pièces l'asthme des foins, créant l'excitabilité nasale avec l'excitabilité générale ; d'autres fois l'asthme des foins est le premier symptôme d'une tuberculose sournoise, qu'il y ait, ou non, des antécédents héréditaires. On peut entrer dans la tuberculose par le hay-fever le plus classique ou par la bronchite spasmodique d'été. J'ai vu le hay-fever se compliquer de pleurites sèches, de points de congestion, parfois d'hémoptysies ; Piéry cite deux cas semblables (1). De tels phénomènes précèdent l'asthme des foins, ou l'accompagnent, ou le suivent. Toutefois une réserve s'impose. Quand la tuberculose évolue après l'affection d'été, le diagnostic pathogénique est facile ; mais quand tout se borne à des incidents légers, discrets, de congestion localisée, sans ébranlement de l'état général, on doit se demander si l'excitation violente ou prolongée du pneumogastrique n'est pas à elle seule capable de provoquer ces irritations ou suffusions légères. A la rigueur, théoriquement, on peut l'admettre ; malheureusement, les expériences des physiologistes ne nous éclairent pas sur cette question, et le point d'interrogation demeure, dans ces cas spéciaux, entre la « spécificité » ou la « banalité » des aspects lésionnels (2).

Le hay-fever se manifeste surtout en mai et juin en Europe. Prausnitz estime, d'après ses expériences,

1. Epchtein. *Thèse de Lyon*, 1906.

2. Il est aussi logique d'admettre des réactions vaso-motrices asthmatiques dans l'appareil broncho-pulmonaire que dans le nez..

à deux millions par mètre carré la quantité de grains de pollen répandus en mai et surtout en juin, représentés presque exclusivement par du pollen de graminées. A partir du mois de juin, ce nombre diminue très rapidement, jusqu'à n'être plus que de 1400 par mètre carré au mois d'août.

On peut avoir l'asthme des foins à tel endroit et ne pas l'avoir à tel autre, dans les mêmes conditions objectives apparentes. Règle générale, la seconde coupe ne donne pas d'accès, mais il y a des exceptions. Tel craint le foin vieux des fenils, qui ne craint pas le foin des prairies; en pareils cas agit la poussière complexe des greniers, et le pollen laisse indifférent. Enfin le pollen peut ne provoquer que de la toux ou de la toussotterie, sans coryza, sans asthme. C'est à proprement parler du laryngisme, ou du trachéisme « pollinique périodique »; et nous retrouvons là les zones d'hyperesthésie laryngienne, trachéale, signalées dans le coryza apériodique. Nouveau point de ressemblance entre ceci et cela.

Les *végétations adénoïdes* peuvent aussi provoquer l'asthme, mais le fait serait assez rare, d'après Cuvillier. Crouzillac vient de publier un cas positif. Elles peuvent le provoquer indirectement par la gêne apportée à la respiration (Cuvillier), ou directement par voie réflexe. On voit l'asthme persister après l'ablation des adénoïdes ; dans cinq cas je l'ai vu apparaître après l'opération. Le paradoxe apparent est le même que pour les polypes, et même le mécanisme pathogénétique.

Un autre mécanisme indirect est de nature infectieuse. Les adénoïdes contiennent des microbes, surtout des staphylocoques, streptocoques (Chatellier, Goure), le plus souvent d'une virulence atténuée (Manfredi) ; enfin Dieulafoy, Lermoyez y ont décelé le bacille de Koch. Pour ceux que séduit la théorie de l'asthme tuberculeux, l'asthme adénoïdien n'apparaîtrait que lorsqu'il s'agit d'adénoïdes tuberculeux.

L'*asthme palatin* est très rare. Porter, cité par Roux, aurait vu l'asthme guérir par l'ablation d'une amygdale contenant un calcul.

Citons, pour terminer, la théorie de A. Tardieu pour qui le pharynx serait le carrefour asthmogène par excellence, en raison de son proche voisinage avec le bulbe. Cette théorie brillamment défendue par son auteur me paraît trop étroite et trop absolue.

Appareil trachéo-broncho-pulmonaire

Comme le coryza aigu, la *laryngite aiguë* peut être une cause provocatrice d'accès chez les sujets prédisposés ou en puissance d'asthme. Les lésions laryngées *chroniques* comme facteurs étiologiques d'asthme sont une rareté. — Dans deux cas, j'ai vu l'asthme coïncider avec la paralysie de la corde vocale gauche, de nature indéterminée (1). Y avait-il simple coïncidence, ou relation de cause à effet, ou les deux affections relevaient-elles de la même causalité obscure ?

1. Dans ces deux cas, il s'agissait bien « d'asthme », et non de dyspnée laryngienne.

La *trachéite aiguë,* le rhume banal, amène fréquemment des accès. Les asthmatiques en font tous les jours la fâcheuse expérience.

La *bronchite aiguë* provoque l'accès au même titre que la trachéite et pour la même raison. Chaque segment de l'arbre respiratoire, nous le savons, peut être une zone asthmogène, zone d'hyperesthésie et d'hyper-réflectivité qui se paroxyse sous l'influence de la congestion et déchaîne à son tour le paroxysme pneumo-bulbaire. Toutefois on doit faire ici la même remarque que pour le coryza ; il faut se garder de prendre une bronchite « causale » pour une bronchite « causée », déjà asthmatique. Une bronchite simplement et discrètement sibilante peut être une manifestation spontanée, atypique de l'asthme. Enfin, sans accès antérieurs, sans tare asthmatique personnelle, on peut entrer dans l'asthme d'emblée par de la bronchite aiguë dont la nature doit se différencier des bronchites banales (1). — La *bronchite chronique,* comme facteur étiologique, ne se sépare point de l'emphysème ou de la tuberculose pulmonaire.

L'*adénopathie bronchique* est une cause fréquente d'asthme, surtout chez les enfants. Je l'ai déjà signalée dans la coqueluche et la rougeole ; on la rencontre dans la syphilis et on sait qu'elle est fréquemment de nature tuberculeuse (2). Massive ou discrète, et sans

1. Moncorgé. La bronchite asthmatique sans asthme. *Lyon Médical,* 1898.

2. La toux coqueluchoïde chez les enfants asthmatiques n'est pas rare. Elle est sans doute d'origine adénopathique.

tenir compte du rôle joué par la cause première, infectieuse, l'adénopathie agit par compression ou irritation du pneumogastrique, compression et irritation variables suivant le stade évolutif. Il faut pour produire le spasme une irritation modérée ou intermittente du nerf ; de grosses lésions, trop longuement compressives ou destructives, ne le produisent plus. Comby remarque que chez beaucoup d'enfants autopsiés présentant d'énormes ganglions caséeux on ne relève pas l'asthme dans les antécédents connus. On pourrait d'autre part concevoir un autre mécanisme pathogénétique. D. Bernard, Vulpian établissent que la section du pneumogastrique amène des lésions d'emphysème chez les animaux. On peut se demander si la compression prolongée du nerf ne serait pas capable d'amener des troubles trophiques alvéolaires, d'ordre emphysémateux, d'où anoxhémie possible. Cette anoxhémie est encore mieux réalisée par la compression massive des gros canaux respiratoires qu'on observe quelquefois (1).

Pour certains auteurs, l'adénopathie trachéo-bronchique serait cause de l'asthme de Kopp ou de Millar. D'autres incriminent l'*hypertrophie du thymus*. L'asthme thymique, autrefois classique, a été battu en brèche, nié par l'école moderne. Le rôle du thymus dans l'asthme du nouveau-né est interprété de deux façons différentes ; les uns avec Virchow, Bencke admettent que la dyspnée est sous la dépendance de l'hypertro-

---

1. Voir A. Jacques : Les Adénopathies pulmonaires. Thèse de Lyon, 1905, et Piéry, *Lyon Médical*, 1906.

phie du thymus qui comprime les organes du médiastin antérieur; les autres estiment avec Kundrat, Paltauf, que la dyspnée et l'hypertrophie glandulaire relèvent d'une seule et même cause encore mal connue, —intoxication par altération d'une sécrétion interne(?) — mais qu'il n'y a pas relation de cause à effet entre les deux ordres de symptômes, les deux lésions pouvant exister l'une sans l'autre. Marfan opte pour la théorie thymique, et Ehrhardt (de Kœnigsberg) a publié un cas d'asthme chez un enfant de deux ans guéri par l'extirpation du thymus. Eterlen de son côté a observé un cas d'asthme et d'épilepsie combinés dus vraisemblablement à un goitre (1).

L'*emphysème* causé si souvent par l'asthme peut le provoquer à son tour. « On regarde habituellement l'emphysème comme la conséquence de l'asthme, écrit Gallois, la réciproque est aussi vraie », opinion défendable en certains cas spéciaux. Dans l'emphysème chronique infantile on a parfois des accès d'asthme nocturne, souvent très violents, et qui peuvent simuler une attaque de croup, comme dans un cas de Grancher (Guillemot) (2).

La tendance actuelle des pathologistes est de rejeter l'emphysème comme lésion primitive, essentielle. Pour eux, l'emphysème constitutionnel n'existerait plus et serait la plupart du temps fonction de tuberculose. Bard, en 1879, étudie les rapports de la phtisie fibreuse

1. *Lyon Médical*, 1906.
2. *In Traité des maladies de l'Enfance.*

avec l'emphysème pulmonaire, et, revenant plus tard sur la question, il la précise dans les « Formes cliniques de la tuberculose pulmonaire ». Tripier et Bériel signalent les grands îlots emphysémateux dans la *sclérose pulmonaire discrète d'origine tuberculeuse* (1). L'examen radiologique ou radioscopique de plusieurs centaines d'emphysémateux révèle presque toujours à Béclère les signes d'une tuberculose ancienne, sous forme d'induration des sommets et d'adénopathie péribronchique ou médiastine. J'ai observé quelques cas où un vaste emphysème masquait complètement d'assez grosses cavernes « muettes » qui ne se révélaient que par intervalles et dont les signes d'auscultation disparaissaient ensuite.

Fonction ou non d'une tuberculose ancienne, éteinte ou sommeillante, l'emphysème, surtout quand il est très accusé, provoque l'accès nocturne par le moyen de l'anoxhémie, — insuffisance d'O et excès de CO^2 ; d'autres fois, dans l'asthme diurne, c'est par le mécanisme de l'effort. En s'éveillant, mettant pied à terre, un emphysémateux peut avoir un accès ; c'est une dyspnée d'effort asthmoïde. Au reste, en dehors de l'emphysème, tout effort un peu vif, ou simplement disproportionné, peut être agent causal : course, ascension, gymnastique, équitation, canotage, danse, etc., etc. (2). Et, puisque s'ouvre une incidente à propos de l'effort,

1. Thèse de Lyon, 1905. Bériel.

2. D'autres fois un effort modéré peut enrayer de petits accès au début (bicyclette, tennis).

il faut y comprendre le rire et la toux. Le *rire*, qui
peut provoquer indifféremment le hoquet, le vertige
ou l'ictus laryngé, déchaîne l'accès d'asthme par expiration forcée et propagation réflexe du spasme diaphragmatique aux autres muscles respiratoires, suivant
la loi de Pflüger ; l'accès est sibilant ou dyspnéique, léger ou violent, court (quelques minutes) ou durant une
demi-heure, trois quarts d'heure (1). Même mécanisme
pour la *toux*, qu'elle soit spontanée, ou provoquée par
un corps étranger. J'ai observé des accès violents chez
des asthmatiques qui, pendant le repas, avalaient de
travers.

L'asthme peut être occasionné par la *pneumonie*, la
broncho-pneumonie, les *congestions pulmonaires* de
toute nature, en réalité par tout ce qui est capable de
laisser une « séquelle », un reliquat d'auscultation, car
c'est surtout à partir de la convalescence que se manifeste le pouvoir causal, — déterminant, ce qui est rare,
ou occasionnel, — de ces diverses affections ; c'est
l'épine locale irritative, agissant par réflexe ou par
trouble vaso-moteur à distance. Dans leur période aiguë elles jouent d'habitude un rôle bienfaisant, apportant une trêve à l'affection convulsive : chez un de mes
malades, une pneumonie soulagea pendant trois semaines un état de mal asthmatique, intense et continu,
contre lequel toute médication antérieure avait échoué.
Il y a toutefois des exceptions : une de mes malades,

---

1. Le rire dyspnéique peut être un prodrome éloigné de l'asthme :
Trois prodromes éloignés de l'asthme. Moncorgé, *in Loire médicale*.

en pleine broncho-pneumonie, avec 40° et délire, eut un accès d'asthme type, à deux heures du matin.

Parmi les affections pulmonaires asthmogènes nous avons à étudier surtout la tuberculose.

Tuberculose pulmonaire. — Les relations de l'asthme et de la tuberculose pulmonaire ont eu des fortunes diverses qu'on peut, avec Epchtein, diviser en trois périodes (1) :

a) *Première Période.* — La dyspnée convulsive, périodique, l'asthme convulsif, est séparée des dyspnées permanentes. Rostan décrit l'asthme aortique, Louis l'asthme emphysémateux, Beau celui des catarrheux. On ne trouve alors que des asthmes symptomatiques d'une lésion matérielle. Laënnec, à ce moment, établit l'autonomie de l'asthme purement nerveux, *essentiel*, c'est-à-dire indépendant de toute lésion matérielle appréciable. Trousseau, Guéneau de Mussy, G. Sée, etc., etc., en étudient plus tard les diverses modalités.

b) *Deuxième Période.* — *Période d'antagonisme.* — Pidoux, Guéneau de Mussy surtout sont partisans de l'antagonisme entre l'asthme et la tuberculose. C'est la notion classique jusqu'à nos jours, l'antagonisme de doctrine. L'asthme est fonction d'arthritisme et l'arthritisme est incompatible avec la tuberculose, et celle-ci est encore antagoniste de l'emphysème, fonction d'asthme. Notons qu'à ce moment-là, on ne connaissait que la phtisie commune laquelle, en effet, évolue mal chez un asthmatique ou sur un terrain emphyséma-

___

1. R. Epchtein. Asthme tuberculeux essentiel. *Thèse de Lyon.*

teux. On connaissait peu les tuberculoses fibreuses, et pas du tout les tuberculoses atténuées dont se réclament aujourd'hui les partisans de l'identité asthmo-tuberculeuse. D'un antagonisme d'évolution, vraie cliniquement, on faisait un antagonisme de doctrine, de théorie discutable. D'autre part, si les notions cliniques sur « l'arthritique » étaient précises, la conception pathogénique de « l'arthritisme » était vague, si tant est qu'elle existât. Clarke, Spiers, Pierce, Brugelman partagent les idées de Guéneau de Mussy, acceptant l'antagonisme doctrinal.

c) *Troisième Période. — Période de l'étiologie tuberculeuse de l'asthme.* — Un des premiers, Trousseau considère dans certains cas l'asthme et la tuberculose comme l'expression d'une même diathèse : « Des parents tuberculeux, dit-il, peuvent procréer des enfants asthmatiques, et réciproquement des asthmatiques peuvent donner naissance à des enfants tuberculeux. » G. Sée rapporte quelques observations démontrant que l'asthme est un des premiers symptômes de la tuberculose. Pour Pujade, la tuberculose peut ne se manifester que par de l'asthme (1). Bard décrit l'asthme au nombre des manifestations de la tuberculose fibreuse (2). Aslanian étudie les accès de dyspnée au cours de la tuberculose (3). Schlemmer est partisan de l'asthme prétuberculeux (4). Jacobsohn, cité par Percepied,

1. Pujade. *Thèse de Paris*, 1879.
2. L. Bard. *Loc. citato*, 1879.
3. Aslanian. *Thèse de Paris*, 1883.
4. Schlemmer. *Presse médicale*, 1896.

chez une malade atteinte de bronchite spécifique qui avait des crises d'oppression tous les soirs, détermine des crises d'asthme extrêmement violentes par des injections de tuberculine.

Landouzy, le premier, pose nettement la question. Pour lui, l'asthme ne serait qu'une tuberculose à forme larvée. Il écrit dans *Sérothérapies* : « J'estime pour ma part que, très souvent, le plus souvent, la tuberculose se cache chez l'asthmatique, chez l'asthmatique réputé le plus franc. » Et ailleurs : « Les asthmatiques sont des tuberculeux localisateurs frustes, des névrosés pulmonaires asthmatiformes. » Et enfin : « Les asthmatiques vrais sont sujets à des accès de spasme respiratoire parce qu'ils ont une épine tuberculeuse, celle-ci conditionnant la névrose pulmonaire au même titre que telle lésion des fosses nasales. »

Certains auteurs ont épousé, ou à peu près, les idées de Landouzy. Piéry, dans une remarquable étude, conclut au rôle essentiel de la tuberculose dans l'asthme (1). Soca conclut à son rôle presque exclusif; pour lui, asthme et tuberculose sont presque identiques (2). Reboul relate d'intéressantes observations d'asthme tuberculeux (3), et Roux se demande si le bacille de Koch, dans son polymorphisme, dans ses formes atténuées, n'a pas, *plus que tout autre bacille*, la tendance à produire l'asthme (4).

1. Piéry. L'asthme tuberculeux. *Lyon médical*, 1906, et Thèse d'Epchtein.

2. Soca. *Archives générales de médecine*, 1906.

3. Reboul. De l'asthme prétuberculeux. *Thèse de Montpellier*, 1904.

4. Thèse citée.

Entre ces deux théories absolues, antagonisme et identité, notons une opinion moyenne. L'asthme, par son catarrhe, son inflammation chronique, sa desquamation épithéliale, favoriserait l'envahissement bacillaire. Il n'y aurait ni antagonisme, ni identité, mais prédisposition par lésions locales, banales, inflammatoires. Ce serait l'opinion de Frankel, opinion très soutenable en certains cas.

Que penser de ces deux écoles contradictoires, antagonisme et identité? La vérité est-elle avec la première ou avec la seconde, ou rejetant toute théorie absolue, peut-on et doit-on conclure à une doctrine intermédiaire?

Tout d'abord on ne saurait admettre la distinction que l'on veut établir — et tout dernièrement Mosnier — entre certaines dyspnées paroxystiques et l'asthme des tuberculeux (1). Toute dyspnée paroxystique caractérisée par un élément *spasmodique* — tétanisme inspiratoire et bradypnée —, et un élément *vaso-sécrétoire*, doit être considéré comme un asthme, un asthme « vrai » quelle que soit son étiologie et quel que soit son mécanisme pathogénétique. La proportion variable des deux éléments ne fait que modifier certains aspects cliniques.

Toute intoxication, toute infection, toute auto-intoxication, ai-je dit, peut conditionner l'asthme ; c'est la cause fondamentale première, la base nécessaire. La

1. Dyspnée paroxystique dans la tuberculose. Mosnier (*Thèse de Montpellier*, 1906).

tuberculose étant une infection a droit à « son » asthme. Étant une infection fréquente, on peut l'admettre *à priori* comme une cause fréquente. N'étant pas
l'infection unique, elle ne saurait être la cause unique
de l'asthme.

La localisation même de la tuberculose augmente encore la fréquence qu'elle doit à son génie infectieux.
L'action locale surajoutée à l'action générale aggrave
le pouvoir d'asthmogenèse. « L'épine tuberculeuse
prend une place prépondérante, ne serait-ce qu'à titre
fixateur », dit Landouzy. Qui a le rôle prépondérant,
l'épine locale ou l'infection ? Je penche pour l'infection. Nous voyons, en effet, de nombreuses épines tuberculeuses, le plus grand nombre même, ne point produire d'asthme, et nous savons que l'épine nasale n'est
pas nécessaire pour provoquer l'asthme nasal. Et puisqu'on parle d'asthme nasal, puisque nous voyons le
coryza périodique ou apériodique revêtir une forme
broncho-spastique, en un mot *faire de l'asthme*, c'est
déjà conclure que la tuberculose n'est pas l'agent indispensable ou exclusif de tout broncho-spasme ou de
toute dyspnée sibilante (1) ; c'est dire qu'on peut et
qu'on doit chercher ailleurs d'autres causalités, et c'est
avant toute autre considération battre en brèche la théorie de l'équation asthmo-tuberculeuse dans ce qu'elle
a d'absolu.

Si la tuberculose envahissante a retréci à juste titre

____

1. Sauf réserves à propos de certains cas d'asthme rhino-tuberculeux
signalés plus haut.

l'immense domaine de l'ancien arthritisme, s'il est réellement des arthritiques tuberculeux, des *brady-tuberculeux*, on ne saurait prétendre sans exagération que tout arthritique soit tuberculeux, et j'ai établi plus haut sur quelles bases légitimes se fondait l'autonomie de l'arthritisme, dans son acception moderne. Tout état goutteux, migraineux, hépatique, rénal, etc., n'est pas forcément un état tuberculeux, et quand on voit certains sujets, — et c'est fréquent — papillonner de l'asthme aux coliques hépatiques, aux coliques néphrétiques, pour revenir à l'asthme, et passer à la goutte, à la migraine, etc., on se demande à quel moment ces asthmatiques seront ou ne seront pas tuberculeux ?

Certains asthmatiques n'ont qu'un seul accès dans leur vie. Où sera la tuberculose ? D'autres en ont deux, trois, à dix, quinze, vingt ans d'intervalle, avec la plus belle santé du monde en dehors de ces incidents nocturnes, sans autres manifestations avant et après, ni locales, ni générales. Là encore où sera la tuberculose ?

« Ils sont nombreux, dit Landouzy, les asthmatiques chez qui dans l'espace de quinze, vingt ans, j'ai pu trouver la trace palpable de la tuberculose. » En quinze, vingt ans, un asthmatique peut subir la contagion, comme tout autre individu, et les congestions vaso-motrices, les bronchites asthmatiques répétées créent peut-être un terrain favorable à l'ensemencement, suivant l'opinion émise par Frankel. Mais, si certains cas peuvent être tenus immédiatement pour tuberculeux de par l'auscultation, si certains autres considérés simplement comme suspects finissent par appporter d'irréfutables preuves locales et générales, combien n'est-il pas d'asthmatiques, même à fréquents accès, chez lesquels il est impossible de poser un point d'interrogation pessimiste avec l'auscultation la plus minutieuse, la plus prévenue, et de surprendre quelque fléchissement de l'état général. Et si l'auscultation reste muette, si l'analyse des crachats est négative (1), négative l'inoculation ainsi que la radioscopie, négative l'ophtalmo-réaction, comment admettre cliniquement la tuberculose ? Et, enfin, il y a des autopsies négatives (2).

L'épreuve de l'iodure de potassium est d'un critérium discutable, insuffisant, ou se retourne contre la théorie de l'équation asthmo-tuberculeuse. Chez les tuberculeux asthmatiques, d'après Landouzy, KI amène des phénomènes réactionnels locaux, de la congestion locale, avec râles fins (3). Mais combien est-il d'asthmatiques chez lesquels KI ne provoque rien, même à doses massives. Il en est qui se « nourrissent » d'iodure, de véritables ioduromanes — 1, 2, 3 grammes par jour, pendant des mois, des années —, et qui n'offrent point

---

1. Sachons toutefois, avec Epchtein, que la présence des bacilles de Koch ne peut être réclamée comme un signe obligatoire, car, règle générale, elle est épisodique, courte dans les φθ fibreuses. — Voir Piéry et Mandoul : « Variations morphologiques et numériques du bacille de Koch », in *Archives générales de médecine*, 1905.

2. Entre autres, un cas de Gallavardin (Communication orale). Jeune homme de 22 ans, mort en état de mal asthmatique, avec le diagnostic « d'asthme tuberculeux ». On ne trouve rien à l'autopsie.

3. C'est vrai pour la φθ commune, à tendance caséeuse ; en est-il de même pour la φθ fibreuse ?

ces congestions locales. Enfin certains sujets conservent des foyers de râles post-paroxystiques ; ces foyers, une médication spécifique ou banalement anti-bronchitique les entretient, les éternise, et l'iodure les fait disparaître rapidement. Et, encore une fois, il y a lieu de se demander si ces congestions discrètes, d'auscultation sous-pleurale, loin d'être primitives et de « sentir » leur tuberculose ainsi qu'inclinent à le penser certains auteurs, ne sont pas le plus souvent secondaires, d'ordre purement fonctionnel, provoquées par l'excitation violente ou prolongée du plexus pulmonaire. L'expérimentation physiologique serait à entreprendre. *A priori* on peut risquer ces deux hypothèses : ou réaction vaso-motrice directe, *in situ*, — ou indirectement, grâce au réseau lymphatique, par propagation inflammatoire de la surface bronchique à la région pleurale ou sous-pleurale.

Toutes ces réserves faites, et ayant accordé à la tuberculose la part qui lui revient, comment comprendre son action dans la production de l'asthme ?... Il faut la comprendre de deux manières, générale et locale.

L'action générale s'exerce à toutes les périodes de la maladie. Elle s'exercerait surtout par méthode vaso-dilatatrice ; on sait que la tuberculine de Koch a un pouvoir vaso-dilatateur certain. Il est donc permis de conclure à la possibilité d'un *asthme tuberculineux*, ou bacillémique.

Localement, la tuberculose provoque l'asthme par présence directe du bacille, ou par vaso-dilatation produite par celui-ci ou par sa toxine. (Les nerfs vasculaires sont très abondants surtout au niveau des divisions bronchiques ; ils se terminent dans les parois des vaisseaux et sont fournis par le pneumogastrique et par le sympathique). Elle le provoque encore, cas le plus fréquent, par processus scléreux irritatif ; il s'agit là d'une irritation de contact, d'une inflammation évolutive, d'une épine « vivante ». On peut donc avoir un trouble fonctionnel, une *névrose* du tronc nerveux, ou une *névrite* de ce tronc même ou des extrémités nerveuses du plexus pulmonaire. Névrose et névrite terminale sont les deux modes pathogéniques invoqués avec raison par Dumarest (de Hauteville), et ce n'est là qu'une application *in specie* de l'action locale des infections sur le système nerveux : « Le processus tuberculeux, écrit-il, joue le rôle de cause occasionnelle, exactement comme les odeurs ou certains phénomènes physiques extérieurs le jouent dans d'autres cas. Le mécanisme est le même : c'est l'excitation de terminaisons nerveuses ». Bard dit : « La sclérose envahit ou comprime les extrémités terminales des nerfs pulmonaires ; elle provoque, par réflexe ou par névrites ascendantes, des bronchorrhées, de la dyspnée, de *l'asthme symptomatique.* » Qu'il s'agisse des nerfs des conduits aurifères, fibres motrices qui aboutissent à la couche musculaire, ou des fibres sous-épithéliales qui viennent se terminer dans l'épithélium de l'alvéole même, qu'il s'agisse d'une excitation alvéolaire ou bronchiolique, il s'établit un « réflexe en navette », l'excitation revient au point de départ, produisant le syndrome réactionnel appelé asthme. — Rappelons enfin le rôle possible de l'adénopathie signalée plus haut.

L'asthme peut se manifester dans toutes les formes cliniques de la tuberculose. Il est rare dans la forme caséeuse, la phtisie commune, qui amène la fonte des éléments nerveux, rare dans les tuberculoses massives qui compriment et paralysent les troncs nerveux. Dans ces formes, il n'apparaît qu'au début, ou à titre d'épisode, et on s'explique pourquoi. Il est fréquent dans la forme congestive discrète, dans la forme fibreuse plus ou moins diffuse ; fréquent dans la forme pleurale, la pleurite sèche, la plèvre étant une vaste surface nerveuse dont l'inflammation excite les terminaisons des pneumogastriques. Ces dernières formes sont asthmogéniques par excellence ; englobant successivement, tiraillant les extrémités nerveuses, elles ont la plus grande action irritative. Et on retrouve, à ce propos, certaines lois réactionnelles communes aux poumons et à d'autres organes ; les lésions légères, superficielles, simplement irritatives sont plus propres aux réflexes à distance que les lésions profondes, graves, qui détruisent la conductibilité du nerf en détruisant ses éléments anatomiques.

L'asthme peut se rencontrer à toutes les périodes de la tuberculose. Il est parfois le premier symptôme révélateur de l'affection pulmonaire ; c'est ce qu'on appelle à tort, — et je partage le sentiment de Piéry — l'asthme *prétuberculeux*, alors qu'il s'agit d'ores et déjà de tuberculose latente, décelable par une minutieuse observation clinique. — Ou bien il complique une tuberculose manifeste ; c'est le plus grand nombre de cas. On trouve les signes du sommet plus ou moins étendus, des îlots de congestion sous-claviculaire, etc., etc., avec d'autres signes généraux indicateurs. (J'ai vu un cas de granulie, compliqué de plusieurs accès d'asthme, lesquels cédèrent au bout de quelques jours, quand il se fit un léger épanchement pleural). — Enfin l'asthme peut être *post-tuberculeux,* toute tuberculose éteinte, soit qu'ayant apparu dans le décours il continue pour son propre compte, soit qu'il se révèle à ce moment-là seulement. En pareils cas, c'est le reliquat de guérison, la lésion cicatricielle qui est l'élément irritant, l'épine « morte », si légère soit-elle ; ou encore la sclérose cicatricielle, avec emphysème d'étendue variable, rétrécit le champ respiratoire et provoque l'accès par le mécanisme anoxhémique exposé plus haut. Cette épine morte d'ailleurs peut succéder à toute autre affection pulmonaire non tuberculeuse : grippale, streptococcique, pneumococcique. J'ai observé l'asthme chez un malade qui fit de la pleurésie métapneumonique, avec pneumocoques, et, à la suite, de la fibrose résiduelle limitée de la base gauche.

Au reste, il ne faut pas croire que tout asthme apparaissant chez un tuberculeux soit forcément de nature tuberculeuse, et Piéry a eu raison dans son étude de parler « du diagnostic de la nature d'un asthme survenant chez un tuberculeux en évolution » ; ce diagnostic est très important pour la thérapeutique appropriée. On peut avoir un asthme nasal, toxi-alimentaire (Brissaud, Mouisset), cardiaque, brightique, lesquels ne sont que des asthmes greffés, isolables de l'affection fondamentale. La cause première lointaine, est la tuberculose, la cause immédiate réside dans un organe autre que le poumon. Parfois le diagnostic différentiel est des plus délicats, et on a affaire à un asthme mixte où les proportions de causalités s'apprécient avec une extrême difficulté.

En résumé, on doit conclure que la tuberculose pulmonaire est une cause d'asthme plus fréquente qu'on ne croyait autrefois ; Landouzy a eu le mérite de battre en brèche l'ancienne doctrine et d'en dénoncer la trompeuse sécurité. Mais la tuberculose ne joue pas le rôle essentiel, à plus forte raison exclusif que lui prêtent certains auteurs ; il convient d'être plus éclectique. D'autre part, s'il ne faut plus admettre l'ancien antagonisme doctrinal, il faut encore admettre, en règle générale, l'antagonisme d'évolution, non point en raison de la manifestation spasmodique elle-même, mais parce qu'elle est fonction d'une tuberculose fibreuse discrète, atténuée, laquelle évolue rarement vers la phtisie. Cet antagonisme cesse d'avoir un côté mystérieux ; il s'explique par le caractère de la lésion anatomique. Enfin, révélant habituellement un processus de sclérose, on peut dire que l'asthme est un signe pronostique rassurant dans la tuberculose, *quelle qu'en soit la forme clinique.*

§ V. — Système digestif

Par ses rapports étroits avec la nutrition normale ou déviée, par la fréquence et la vivacité de ses réflexes en général, et surtout par leur facile électivité respiratoire, le système digestif joue un rôle des plus importants dans la production de l'asthme.

Estomac. — Hénoch a constaté le premier l'asthme gastrique chez les enfants ; en ce qui concerne l'adulte il faut s'en référer surtout aux travaux de Huchard et de ses élèves. De nombreux auteurs allemands se sont également occupés de cette question. Silberman, Lauterbach, Oppler fournissent d'intéressantes observations d'asthme dyspeptique ; Boas, parmi de nombreux cas, relate une complication de spasme de l'œsophage. Récemment Matthieu, Percepied ont rapporté des faits de dyspnée asthmatique liée à un état gastrique défectueux ; et enfin, après d'autres publications antérieures, G. Leven vient d'étudier l'asthme gastrique sous ses aspects les plus divers et de conclure à certaines indications thérapeutiques séduisantes. Pour lui, la dyspepsie légère ou la dyspepsie grave peuvent engendrer l'asthme le plus pur, sans catarrhe, ou l'asthme compliqué de bronchite et d'emphysème, et il fait de l'estomac le pivot de l'action thérapeutique nécessaire.

Le mécanisme de l'asthme gastrique est variable. Il s'agit parfois d'une gêne mécanique limitant le jeu du diaphragme et provoquant son spasme : repas trop

abondants, dilatation atonique, production exagérée de
gaz. C'est l'asthme *flatulent, tympanique,* l'asthme de
pneumatose, que soulagent les éructations. Bouchard
signale chez les dilatés l'eczéma et la dyspnée à caractère asthmiforme. Legendre, Soupault relèvent des crises asthmoïdes dans la forme neurasthénique des dilatations atoniques. Comby a rencontré de nombreux
exemples d'asthme dyspeptique chez les enfants atteints
de dilatation stomacale.

D'autres cas, et ce sont les plus nombreux, relèvent
d'une action réflexe. Le réflexe peut être *direct,* —
Kuss admet que des irritations gastriques provoquent
une excitation du centre respiratoire — ; il peut être
indirect : gastro-pneumique, gastro-cardiaque, rhino-
gastrique. Les deux premiers ont été étudiés par Potain,
Teissier, Barié. Celui-ci distingue une forme cardio-pulmonaire avec troubles respiratoires variant depuis la
dyspnée la plus légère jusqu'à la suffocation ; l'obstacle réside dans le système circulatoire intra-pulmonaire
par contractilité exagérée des capillaires, le cœur droit
se dilate, l'hématose est troublée, l'asphyxie excite le
centre bulbaire. Dans le cas de réflexe rhino-gastrique,
l'asthme peut se résumer en simples manifestations
nasales, — éternuements en séries —, ou bien le nez
devient, secondairement, le point de départ d'un nouveau réflexe, rhino-pulmonaire, classique. Il s'établit
alors dans la muqueuse nasale ou naso-pharyngienne
une vaso-dilatation aiguë, ou subaiguë, ou chronique,
dont il importe de ne point méconnaître la genèse
quand on veut instituer la médication pathogénique de

certains accidents asthmatiques. En pareils cas l'erreur est facile sur la cause première. Bayer a attiré l'attention sur les faits de ce genre.

Enfin le moyen pathogénique de l'asthme gastrique peut être d'ordre *toxique*, et j'ai déjà signalé les faits et la théorie de Devic et Bouveret ; il est probable même que le plus souvent le moyen est mixte, *toxi-réflexe*. J'ai vu chez des enfants arthritiques, habituellement trop bien nourris, et se succédant avec une certaine régularité, de l'asthme moyen à forme type, de la migraine moyenne, un peu d'embarras gastrique avec un peu de fièvre, en un mot de tout un peu. Ce sont des cas types d'auto-infection avec phénomènes réflexes variés, du côté du trijumeau ou du centre pneumo-bulbaire.

Du spasme diaphragmatique provoqué par une gêne mécanique, rapprochons certains faits de spasme idiopathique, spontané, comme on peut en observer chez les hystériques par exemple. J'en ai observé cinq cas typiques. Le point de départ est diaphragmatique ainsi que le point d'arrivée, ceci aggravant cela ; c'est un réflexe en navette. L'arc asthmatique est complet.

Foie. — Le foie joue un rôle essentiel dans le bilan de l'assimilation et de la désassimilation et un rôle capital dans la défense de l'organisme. J'ai déjà signalé son importance dans l'élaboration de la diathèse arthritique, et son importance non moins grande dans les infections et les auto-intoxications ; et l'infection ou l'intoxication étant, à mon sens, à la base de tout état asthmatique, c'est reconnaître *a priori* la part pré-

pondérante que prend, indirectement, la viciation
fonctionnelle de cet organe dans la production de
l'asthme. Sans avoir à approfondir l'action du foie
sur la nutrition en général et sur la qualité du milieu
humoral, et restant dans l'unique domaine anatomique
et physiologique du tractus digestif, la toxine alimentaire, pour produire l'asthme, a besoin non seulement
de l'adultération des fonctions stomacales mais aussi
de l'insuffisance hépatique, relative ou radicale, d'un
« hypo-hépatisme ». Les expériences de Paulow et
Masson montrent que l'alimentation carnée peut déterminer de la dyspnée quand les fonctions du foie ont été
diminuées ou annihilées ; et on sait, en effet, combien
les poisons de la viande sont dyspnéisants (Maas, Picard).
Cette dyspnée peut être incoordonnée, mais elle peut
être aussi systématisée, asthmoïde ou franchement
asthmatique.

Mais en dehors de son rôle indirect, général, le foie
joue encore un rôle direct, local, au même titre que
tout autre organe sensible.

On peut rencontrer chez certains asthmatiques l'hypertrophie totale du foie (Bouchard) ; il s'agit le plus
souvent de sujets d'apparence robuste, gros mangeurs,
plus ou moins entachés d'alcoolisme avéré ou insidieux.
En pareils cas la pathogénie est des plus complexes, et
il importe naturellement de ne point confondre, chez
les asthmatiques, ces gros foies *primitifs* avec de gros
foies *secondaires*, congestionnés, hypertrophiés par des
asystolies ou hypersystolies répétées dues à des crises
violentes, longues ou subintrantes.

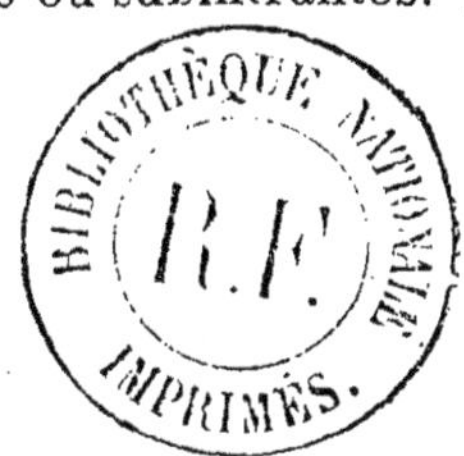

BIBLIOTHÈQUE NATIONALE R. F. IMPRIMÉS

7

D'autres fois l'hypertrophie au lieu d'être totale est partielle, lobaire. Elle affecte le lobe moyen et surtout le lobe gauche. Le plus souvent ce n'est pas une véritable hypertrophie, mais une congestion moyenne ou légère, parfois difficilement appréciable cliniquement, et cette congestion lobaire est douloureuse. La douleur peut être spontanée, tantôt assez vive, — ce qui est rare d'ailleurs, — avec les allures frustes d'une névralgie intercostale droite, tantôt sourde ; le malade éprouve une gêne anormale, *sent* son foie. Dans la majorité des cas, cette douleur a besoin d'être cherchée, provoquée ; la percussion, la palpation ou le procédé « du pouce » de Glénard révèlent une surface plus ou moins sensible, avec irradiations possibles vers les courbures de l'estomac. Elle peut siéger aussi sur la vésicule biliaire, et s'accompagner sinon d'ictère, du moins de teinte subictérique à localisation parfois anormale (1).

Pour Gilbert et Villaret cette congestion hépatalgique serait le premier degré du « syndrome d'hypertension sus-hépatique » ; la gêne pulmonaire retentit sur le parenchyme hépatique, le congestionne, et cette congestion provoque la douleur par écrasement des trabécules, dissociation des éléments, ou simplement par irritation des terminaisons nerveuses. Pour eux donc la congestion hépatalgique est un phénomène passif,

---

1. Asthme et hépatalgie. Moncorgé. *Lyon médical*, 1907. — J'ai rencontré cette hépatalgie assez fréquemment chez mes malades ; elle s'atténue vers le dixième, douzième jour de la saison thermale, pour disparaître habituellement vers le dix-huitième ou vingtième jour.

cardio-pulmonaire ; le poumon commence, le foie suit ; l'asthme commande l'hépatalgie. J'estime au contraire, dans ces cas spéciaux concernant des sujets jeunes avec muscle cardiaque intact, système artériel normal, avec emphysème limité, toutes conditions anatomo-physiologiques défavorables pour faire des accidents pré-asystoliques, j'estime qu'on doit formuler la proposition inverse : le foie commence, le poumon suit ; la congestion hépatique commande l'asthme. En d'autres termes, il s'agit en l'espèce d'asthme symptomatique, de pathogénie hépatique, d'un réflexe « hépato-pulmonaire ». Qu'il soit question de congestions lobaires ou de lithiase, le foie se transforme en zone asthmogène, en tout ou en partie, dans son parenchyme ou dans son appareil biliaire, et un réflexe s'établit dans le domaine du pneumogastrique ou du sympathique, nerfs communs aux deux organes. On sait, d'après les expériences d'Arloing et Morel, que des excitations portées sur le foie, en particulier sur les voies biliaires et la vésicule, impressionnent le poumon par vaso-constriction des artérioles et des capillaires. Chronologiquement, l'asthme semble être le premier en date ; il n'en est rien, ce n'est qu'une apparence. Le bruyant drame pulmonaire, qui n'est pourtant qu'un effet réflexe, masque la cause hépatique habituellement obscure, sourde, et qui a besoin d'être cherchée, dépistée. Elle a passé, elle passe inaperçue ; on méconnaît sa priorité. Ce qui contribue à induire en erreur, c'est la disproportion flagrante entre la cause et l'effet ; mais une loi clinique bien connue nous apprend que ce sont les affections viscérales les plus légères, les plus bénignes, qui provoquent les plus grands réflexes à distance. Cette congestion hépatalgique n'est donc point secondaire, *passive*, elle est primitive, *active*. Au reste, les malades de cette catégorie ont presque toujours une histoire hépatique manifeste, héréditaire ou personnelle; de près ou de loin ils appartiennent à la famille biliaire. Enfin, il n'est pas jusqu'à la prédilection plus marquée de l'asthme pour le poumon droit — début plus précoce, disparition plus lente, plus grande abondance ou plus grande musicalité des râles de ce côté — qui ne trahisse en tels cas une causalité plus voisine et une pathogénie plus spéciale.

Il est classique d'observer l'association de la cholélithiase et de l'asthme, association qui se montre à plus ou moins longue échéance. Quand les deux affections sont très éloignées l'une de l'autre dans la vie du malade, on peut admettre leur mutuelle indépendance ; elles ne dépendent que de la cause première, diathésique, dont elles sont l'expression successive. Mais il arrive que la colique hépatique suive l'asthme de quelques mois, de quelques semaines, de quelques jours; j'ai vu, pour ma part, la colique hépatique terminer parfois et « guérir » brusquement une crise d'asthme. Là encore, derrière la succession clinique apparente, il y a *précession* du trouble hépatique, de l'affection biliaire. Cette affection biliaire est latente, une investigation méthodique la décèle, et à défaut de signes cliniques nets, la connaissance des antécédents héréditaires ou personnels la fait prévoir et, sous réserves, annoncer.

Parfois j'ai pu, me basant sur la congestion vésiculaire et sur l'intensité croissante de la douleur, prédire la fin de l'explosion pulmonaire et le début de l'explosion hépatique, et l'événement me donnait raison. D'ailleurs, qu'il s'agisse de foie, d'estomac ou d'intestin, à mesure que la maladie se caractérise, se *localise*, les réflexes périphériques tendent à diminuer ou à disparaître, et il semble qu'on puisse formuler de la façon suivante cette loi clinique antithétique : *à localisation minima réflexe périphérique maximum à localisation maxima réflexe périphérique minimum.*

En ce qui concerne le foie, voici le mécanisme pathogénique général que l'on peut proposer. Une affection du parenchyme ou de l'appareil biliaire commence ; l'irritation première des terminaisons nerveuses se traduit par une réaction vive, par un violent réflexe asthmo-pulmonaire. Après un temps variable, l'asthme décroît ou cesse, peut-être par épuisement simple, la cellule nerveuse ou un système de cellules nerveuses ne pouvant fournir indéfiniment une réaction maxima ; ou bien la congestion et l'hypertrophie continuant à comprimer, à étouffer l'appareil nerveux, la conductibilité diminue, disparaît progressivement, et s'obstrue, pour ainsi dire, la voie réflexe. Que la congestion diminue, disparaisse à son tour, les terminaisons nerveuses retrouvent leur intégrité physiologique, la conductibilité se rétablit, le réflexe, l'asthme par conséquent, réapparaît. Et ainsi de suite, d'après un cycle plus ou moins bien défini, plus ou moins régulier, réparti sur une durée plus ou moins longue. C'est la seule façon rationnelle, semble-t-il, de comprendre et d'expliquer certains retours périodiques d'accès asthmatiques, certaines alternances quasi-fatales entre les crises pulmonaires et les crises hépatiques, celles-ci terminant *logiquement* et guérissant celles-là.

Comme pour l'estomac, le mécanisme de l'action réflexe du foie peut se décomposer : hépato-bulbaire direct, hépato-pulmonaire ou cardio-pulmonaire, hépato-nasal. Certaines sternutations paroxystiques sont d'origine hépatique.

Les asthmatiques peuvent être des hémorroïdaires, et on a noté parfois une certaine alternance entre l'asthme et les hémorroïdes. Là encore il s'agit vraisemblablement d'un mécanisme hépatique. Les hémorroïdes accusent une hypertension portale ; non fluentes, le foie se congestionne et déchaîne le réflexe pulmonaire ; fluentes, elles diminuent ou suppriment ce réflexe par décongestion du parenchyme hépatique. Cet enchaînement conduit logiquement à une indication thérapeutique très nette, au rappel du flux hémorroïdaire.

Intestin. — Lorsqu'on examine le creux épigastrique, région assez mal circonscrite d'ailleurs cliniquement, on peut provoquer une sensibilité ou une douleur d'origine variable. Elle est gastrique, ou hépatique (lobaire ou vésiculaire) ; elle est diaphragmatique, causée chez les asthmatiques par les tiraillements violents ou répétés des attaches du diaphragme et il importe de ne point confondre cette douleur « seconde » avec les points douloureux « primitifs », asthmogènes ; enfin elle peut se rapporter au plexus solaire irrité par quelque affection intestinale (Leven).

L'intestin joue un rôle important dans la genèse de la « maladie asthmatique » et dans la production de l'accès. Huchard en a fait le pivot de sa théorie et de la médication appropriée ; pour lui, l'asthme essentiel, nerveux, est le résultat d'une intoxication intestinale, théorie acceptable dans des limites données, mais contestable dans sa généralisation absolue.

On a cité des cas d'asthme dans l'entéroptose, dans l'atonie des parois intestinales qui se laissent distendre par les gaz (asthme mécanique), dans la constipation, la diarrhée, dans certains accidents dysentériformes. L'asthme vermineux s'observe chez les enfants, et je l'ai moi-même rencontré chez l'adulte (3 cas avec ténia). G. Lyon a étudié l'association de l'asthme avec l'entéro-colite membraneuse ; j'en ai observé plusieurs cas. Il y a parfois alternance avec les phénomènes réflexes, cardiaques ou cardio-pulmonaires, de l'entéronévrose. Le classique accès nocturne, dû habituellement à des causes multiples, peut être diminué et parfois supprimé par la diminution ou la suppression du repas du soir, c'est-à-dire en réduisant ou empêchant la digestion intestinale dont le maximum d'activité s'opère entre une heure et deux heures du matin. Enfin j'ai vu quelques cas d'asthme ou d'angoisse paroxystique vicariante cesser brusquement après une selle abondante ou lientérique. Schlemmer en rapporte aussi des exemples.

L'action de l'intestin dans la production de l'asthme

est double, générale et locale. L'action générale est lointaine, lente, accumulée au jour le jour ; elle prépare l'hyper-réflectivité totale de l'individu par l'intoxication et l'infection. J'ai déjà indiqué le rôle de l'intestin dans l'élaboration de l'intoxication arthritique et signalé, avec Pascault, la part importante de la stase cæcale. Quant à son rôle dans les infections et les auto-intoxications, déjà soupçonné par Charrin, il vient d'être mis en pleine lumière par H. Roger et par Falloise ; pour ce dernier la défense de l'organisme contre les poisons d'origine intestinale est assurée moins par le foie que par l'intestin lui-même. Une muqueuse saine neutralise le poison fécal, une lésion épithéliale de la muqueuse permet cet empoisonnement ; il arrive donc que la même effraction anatomique qui conditionne l'hyper-réflectivité générale conditionne également l'hyper-réflectivité locale, par irritation ou inflammation superficielle. Il s'agit là d'une action réflexe, ou même toxi-réflexe, locale ; cette action réflexe peut être spontanée, ou provoquée par le bol alimentaire ou par un corps étranger, oxyure, ténia, etc., etc.

Le mécanisme centripète des réflexes intestinaux est obscur, leur existence clinique, leur intensité, leur variété sont des plus nettes. L'intestin est un carrefour de réflexes de tous ordres : cérébraux, bulbaires, cardiaques, pulmonaires, à forme symptomatique mentale, dyspnéique, angineuse ou anxieuse paroxystique, lypothimique, syncopale. Il n'est donc pas étonnant, *à priori*, d'y rencontrer la forme asthmatique. Expérimentalement, François Franck démontre que l'excitation des filets sensibles provenant de plusieurs viscères abdominaux, en particulier de l'intestin, et cheminant dans le pneumogastrique produisent par voie réflexe une notable vaso-dilatation dans les organes d'où part l'irritation, ainsi que dans le rein, le foie. Il démontre encore que les excitations centripètes soutenues du pneumogastrique provoque un réflexe inspiratoire initial, auquel se substitue une réaction expiratrice ; c'est, dans une large mesure, la reproduction du phénomène essentiel de l'asthme.

L'intestin aussi peut avoir sa répercussion nasale, sous forme excito-motrice ou sous forme excito-sécrétoire, par la mise en jeu indirecte du trijumeau ou par la mise en jeu directe du sympathique. Il s'établit un réflexe entéro-nasal qui se complète du réflexe rhino-intestinal, à point de départ inverse, sur lequel les curieuses observations de Bonnier viennent d'appeler l'attention.

Pour la clarté et la commodité de l'exposition j'ai étudié successivement les organes du système digestif, estomac, foie, intestin. Dans certains cas, l'action locale est nette, précise, facilement isolable ; mais souvent, le plus souvent même, il s'agit d'une action combinée, d'une association de réflexes, — gastro-hépatique, hépato-intestinal, etc., — dans laquelle il n'est ni possible, ni bien utile d'ailleurs, d'établir et de proportionner les responsabilités. Et quand il s'agit, d'autre part, d'un processus lent, continu, aboutissant à la constitution d'un état général, d'une diathèse, étant donnée la solidarité organo-fonctionnelle de chaque segment, c'est le système digestif tout entier qui entre en jeu et qu'il faut accuser.

Et, pour finir ce paragraphe, signalons les faits de Brugelman relatifs à l'asthme dentaire. Vassal vient d'observer un cas de coryza spasmodique apériodique guéri par l'avulsion d'un chicot de la mâchoire supérieure.

VI. — Système cardio-artériel

Le sang, grande route de tous les poisons, peut être considéré comme une vaste surface asthmogène. Asthmogène, il l'est indirectement par action profonde et si complexe sur la cellule et sur le système tissulaire. Il l'est directement, par action de son chimisme toxique ou de son chimisme gazeux sur le centre bulbaire ; on sait que la composition gazeuse du sang a une influence considérable sur les mouvements de la respiration ; l'action du sang asphyxique est localisée particulièrement dans les centres respiratoires, le défaut d'O inciterait de préférence les mouvements d'inspiration, et l'excès de CO^2 les mouvements d'expiration (Bernstein). Il l'est enfin par les variations d'équilibre de sa tension ou par les troubles organo-fonctionnels de l'appareil cardio-vasculaire.

La dyspnée paroxystique dans les cardiopathies, *l'asthme cardiaque*, est connue depuis longtemps, et les auteurs se sont évertués à établir le diagnostic différentiel entre l'asthme « essentiel » et cet asthme « symptomatique ». Il s'agit le plus souvent d'asthme fruste, ébauché, de phénomènes asthmoïdes ; parfois la physionomie en est assez caractéristique ; d'autres fois le type nocturne le plus pur, le plus classique, est réalisé.

Expérimentalement, les frères Weber ont démontré qu'une excitation partie de la région ventriculaire peut provoquer l'arrêt de la respiration, et F. Franck a établi que l'excitation de l'endocarde et de l'aorte amène le spasme des bronches et le spasme des vaisseaux pulmonaires qui sont les éléments essentiels de l'asthme réflexe. La constriction des vaisseaux pulmonaires oblige le cœur droit à un travail exagéré, le conduit à hypertrophie ou à dilatation et amène finalement — par un autre mécanisme, — les mêmes accidents que l'emphysème, les accidents de l'hypo-hématose.

Au point de vue clinique, il n'est pas d'affection cardiaque où l'on n'ait pu noter la coexistence de l'asthme. Barton décrit les accès de dyspnée avec retours périodiques souvent nocturnes dans le rétrécissement mitral. J'en ai observé moi-même d'assez nombreux exemples ; la dyspnée est parfois assez violente. L'insuffisance mitrale m'a paru plus rarement asthmogène, quand elle est bien compensée. Mal compensée, nous rentrons dans cet *asthme myocardique* où peuvent aboutir toutes les altérations secondaires du cœur gauche, toutes les altérations primitives du muscle cardiaque, son insuffisance latente ou modérée, ses défaillances subites, sa surcharge graisseuse provoquant l'ischémie. On peut avoir de petites crises d'asthme cardiaque, dues à l'asthénie circulatoire du sommeil, dépassant la mesure quand le myocarde est faible (Merklen). Ce sont des phénomènes d'hyposystolie.

L'asthme *cardio-aortique* est classique depuis les travaux de G. Sée, Trousseau, Potain. Un sujet accuse des accès de dyspnée, diurne ou nocturne ; on l'ausculte, et on trouve une maladie de Corrigan confirmée ou imminente. D'autres fois, il s'agit d'aortite chronique simple ou avec légère dilatation, se manifestant à l'auscultation par un deuxième bruit clangoreux, éclatant, ou par un claquement valvulaire « détimbré », sourd. Il peut y avoir, plus ou moins marqués, des signes douloureux d'aortisme. Dans cinq cas, j'ai observé la coexistence de l'asthme du type le plus pur avec un anévrysme net de l'aorte. D'autres fois encore, on est en présence d'une coronarite ou d'aorto-coronarite, avec asthme associé ou non à l'angine de poitrine, les deux affections relevant en pareil cas du même mécanisme pathogénétique. Remarquons qu'il est des aorto-coronarites physiquement latentes, où l'asthme par conséquent reste sans base cardiaque cliniquement apparente.

C'est le plus souvent un processus général de sclérose artérielle, ou de sclérose polyviscérale, qui commande l'état lésionnel des gros ou des petits vaisseaux du cœur. A partir de cinquante ans, en effet, l'asthme peut être fonction d'artério-sclérose. La forme clinique en est variable, typique ou atypique et le mécanisme en est toujours très complexe. Doazan a bien étudié cet asthme des artério-scléreux.

Les asthmatiques de cette dernière catégorie sont

habituellement des hypertendus, et Pal a décrit la
dyspnée paroxysmale par hypertension, l'une d'origine
cardiaque, l'autre d'origine cérébrale. L'hypertension
dans l'asthme constitue l'exception ; règle générale,
les asthmatiques sont des hypotendus, c'est un point
sur lequel j'ai appelé l'attention, en même temps que
je formulais la « loi d'opposition » qui régit leur pression artérielle et leur réflectivité (1). Cet état d'hypo-
tonie n'a rien qui doive surprendre, on pouvait le prévoir *a priori*. Les asthmatiques bacillaires ont une
pression basse du fait de la tuberculose, et les asthmo-
arthritiques ont une faible pression du fait de leur
arthritisme même. Contrairement à certaine opinion
reçue, l'arthritique a plus volontiers une pression artérielle au-dessous de la moyenne (Grandmaison), et
cette hypotension relative dure autant que la phase
active, vaso-congestive, de l'arthritisme ; plus tard seulement la pression gagne la normale, et avec la phase
vaso-trophique, le stade de présclérose, s'élève peu à
peu jusqu'à l'hypertension.

On doit répéter à propos des maladies du cœur la
remarque faite à propos de la tuberculose. Tout asthme
chez un cardiaque n'est pas forcément un asthme cardiaque et Huchard a eu raison de formuler quelques
réserves et de proposer dans certains cas une autre
pathogénie. On voit l'erreur d'une conclusion trop sim-
pliste et la marche vers l'échec d'une médication en
apparence rationnelle.

1. Pression artérielle et réflexes rotuliens chez les asthmatiques.
Loi d'opposition (*Lyon médical*, 1903).

§ VII. — Système génito-urinaire.

Système urinaire. — L'étude de l'asthme par organe et système d'organes conduit un peu arbitrairement à isoler le rein du foie, du cœur et de l'appareil vasculaire. Il en va tout autrement dans la réalité clinique, et quand il s'agit de la constitution d'un état chronique, ou, en l'espèce, de l'élaboration d'un processus asthmogène, ces organes le plus souvent fonctionnent ensemble, s'altèrent et fléchissent ensemble, réagissent l'un sur l'autre, et sont liés par une étroite solidarité physio-pathologique. Suivant les cas, suivant l'électivité de la cause première, ce processus asthmogène est d'ordre *hépato-rénal* ou d'ordre *cardio-rénal ;* d'autres fois, les trois organes sont sur le même plan lésionnel et réactionnel.

Les affections du foie, primitives ou secondaires aux troubles de l'absorption intestinale, agissent par contre-coup sur le débit urinaire (Villaret) et sur l'élément histologique du rein. Le rein est le grand émonctoire et l'organe principal de la régulation du sang ; il est de toute nécessité que cet émonctoire fonctionne bien. S'il est au-dessous de sa tâche, le sang rejette dans les tissus l'excès de substances qui augmentent la composition moléculaire, notamment les chlorures, et ces chlorures, en tant que molécules encombrantes, favorisent la rétention d'autres substances toxiques et par elles l'empoisonnement de l'organisme. Or, l'émonctoire rénal est au-dessous de sa tâche quand il est attcint de congestions ou de néphrites, congestions et néphrites primitives ou secondaires, dans l'étude étiologique et anatomo-pathologique desquelles je n'ai pas à entrer.

Néphrites aiguës ou néphrites chroniques, quelle qu'en soit la cause, aboutissent à des modifications de la sécrétion urinaire portant sur la quantité d'urine, sur ses caractères physiques, chimiques, — (albumine, diminution de l'urée, de l'acide urique, des matières extractives) —, histologiques, et sur la toxicité urinaire, laquelle est diminuée. Et, finalement, apparaît cette phénoménologie variable d'intoxication que l'on décrit sous le nom *d'urémie*.

Nombreuses sont les théories de l'urémie, théories anatomiques et théories chimiques, et je n'ai pas à discuter chacune d'elles ; elles n'ont d'ailleurs pour la plupart qu'un intérêt historique. Disons avec Bouchard que l'urémie est un empoisonnement complexe, auquel contribuent toutes les substances toxiques élaborées dans l'organisme, lorsque leur élimination devient défectueuse par suite de l'imperméabilité du filtre rénal. Parmi ces poisons, les uns sont introduits dans l'organisme par l'alimentation, les autres proviennent de la désassimilation des tissus, des putréfactions intestinales ou des sécrétions, notamment de la sécrétion biliaire, riche en pigments toxiques (1).

L'urémie, étant intoxication, a droit à son « asthme », et depuis longtemps les auteurs ont étudié et décrit

---

1. Collet. *Précis de pathologie interne.*

l'*asthme urémique*, entre autres Lasègue, Rapp, Bartels. Cet asthme se présente sous deux aspects cliniques différents, relève de mécanismes différents suivant le cas, et réclame une thérapeutique différente.

L'*asthme urémique aigu* se manifeste dans les néphrites aiguës ou à la période terminale de la néphrite chronique. C'est un ralentissement des mouvements respiratoires avec expiration longue et difficile, s'accompagnant de bouffées discrètes d'œdème pulmonaire, ou d'autres fois sans aucun signe stéthoscopique. On peut invoquer comme mécanisme pathogénique la diminution de la capacité respiratoire des globules sanguins, ou bien le spasme vasculaire de la circulation pulmonaire, ou encore l'intoxication directe des centres respiratoires. Brault admet que l'intoxication urémique agit sur le système nerveux bulbo-spinal, provoquant une contraction tétanique des muscles bronchiques et du diaphragme, c'est-à-dire un spasme inspiratoire. Cette forme clinique n'est pas la plus fréquente, et pratiquement la plus intéressante.

La forme la plus fréquente et la plus intéressante est l'*asthme urémique chronique* qu'on rencontre à la période de début ou à la période d'état, du mal de Bright, surtout de la néphrite interstitielle. Au début, il peut prendre rang dans les « petits accidents » du brightisme si bien dépistés et mis en lumière par Dieulafoy ; c'est déjà, à ce moment, de l' « urémie mineure » de caractère dyspnéique. Les maladies rénales portent d'abord sur des appareils lointains, se manifestent par des accidents protéiformes. A son degré le plus léger, cet asthme

brightique survient à l'occasion de la moindre fatigue ;
puis l'aspect clinique se précise et s'accentue. « Certains
sujets ayant dépassé la quarantaine, dit Chauffard, arthritiques par leurs antécédents, souvent surmenés ou
usés par la vie, sont pris peu à peu de dyspnée nocturne, d'abord légère et de peu de durée, puis plus intense, réveillant chaque nuit le malade ou l'empêchant
de dormir. Si l'on ne pense pas à l'origine rénale de ces
accidents, si l'on omet de rechercher la pléiade des
petits signes du brightisme, si surtout on fait du traitement médicamenteux au lieu de recourir au seul moyen
efficace, le régime lacté, les accidents s'aggravent. La
nuit, les malades ont de véritables accès d'asthme ».
Et, retenons bien ceci, cet asthme rénal simule absolument l'accès d'asthme « essentiel », le copie trait pour
trait ; nous retrouvons là encore ces caractères cliniques d' « essentialité » que j'ai signalés à propos de
l'asthme cardiaque.

La pathogénie de l'asthme dénonçant le début du
mal de Bright relève de la présclérose, de l'intoxication « mineure » commençante, de réactions vaso-motrices et cardiaques intéressant surtout le ventricule
gauche. Peut-être faut-il tenir compte des produits
glandulaires spécifiques qui modifient la pression sanguine et agissent sur les centres vaso-moteurs. — L'asthme de la période d'état offre les mêmes caractères
cliniques que l'asthme du début et se réclame sensiblement de la même pathogénie, aggravée comme sclérose, comme intoxication, hypertension et réactions
cardiaques. C'est, en bloc, la physiopathologie com-

plexe de l'artério-sclérose dont la sclérose du rein,
dans son appareil vasculaire et dans son parenchyme,
n'est qu'une expression locale.

Ce n'est pas sans raison que certains brightiques ou
certains artério-scléreux font de l'asthme ; à vrai dire
ils en « refont », ce sont plus que des prédisposés, ce
sont des récidivistes. J'ai vu des asthmo-arthritiques
jeunes, hypotendus, guérir de leur affection, et plus
tard, après une longue trêve, devenus préscléreux ou
scléreux, et hypertendus, retrouver leur asthme. Chez
ces éduqués bulbaires l'arthritisme de déchéance vaso-
trophique aboutit au même résultat que l'arthritisme
vaso-congestif. Ce sont deux intoxications, ou plus
exactement c'est la même auto-intoxication provoquant,
à deux périodes différentes, la même réflexo-ataxie
bulbaire par des processus différents.

J'ai observé l'asthme chez de jeunes sujets atteints
d'albuminurie post-scarlatineuse. Il s'agissait presque
toujours d'héréditaires. Dans cinq cas, l'albumine
s'amenda, disparut, et l'asthme persista après cette
disparition. Je l'ai également observé dans l'albuminurie *orthostatique*. Enfin citons, — malgré qu'il s'agisse
plus d'une maladie générale que d'une affection rénale
—citons l'association de l'asthme et du *diabète*, 11 0/0,
d'après Bouchard, asthme diabétique qui fut étudié par
Hutinel, Huchard, etc.

L'asthme coexiste moins fréquemment avec la lithiase rénale qu'avec la lithiase biliaire ; cette association toutefois n'est pas chose rare, et elle se manifeste à des intervalles plus ou moins rapprochés. Quand

la colique néphritique suit l'asthme de très près, ce qui arrive parfois, on peut et on doit songer à la théorie de filiation proposée plus haut en parlant de la colique hépatique. Les éléments de production et de succession sont les mêmes, et là encore il s'agit d'un réflexe à distance qui s'atténue et disparaît avec la localisation « maxima » du trouble générateur.

Après le rein, la vessie peut être pour son propre compte le point de départ d'accès d'asthme. Pawinsky donne deux observations de cardiaques chez lesquels l'asthme persista, malgré le traitement de leur cardiopathie, et céda à l'évacuation de la vessie, qui se vidait incomplètement (1). Peut-être s'agit-il, en pareil cas, d'un réflexe direct, ou plus vraisemblablement encore d'une légère infection urinaire.

Système génital. — L'influence asthmogène du système génital est des plus nettes, surtout chez la femme.

Chez les jeunes filles l'asthme peut se manifester pour la première fois au moment de la *puberté*, ou réapparaître lorsqu'il a déjà existé pendant la première enfance. Le fait est beaucoup plus rare chez les jeunes garçons, mais j'ai pu l'observer un certain nombre de fois.

L'asthme *utéro-ovarien*, au moment des époques menstruelles, est classique. J'en ai vu de fréquents exemples ; Lévy, Barety, ont publié des cas intéressants. Le plus souvent l'accès franc, ou le phénomène asthmoïde, se produit deux, trois ou quatre jours avant

---

1. J. Roux. *Thèse citée.*

l'arrivée des règles ; l'écoulement sanguin le soulage
habituellement, parfois le « guérit » ; il est beaucoup
plus rare de le noter à la fin des époques. Les règles
manquent-elles par hasard, pour une raison indéterminée, un accès souligne cette absence ; sont-elles
insuffisantes, un certain malaise asthmoïde peut s'établir jusqu'à la période cataméniale suivante. Au Mont-
Dore où sous l'influence du traitement thermal les règles subissent une avance parfois considérable, — six,
huit, dix jours, — nous éprouvons de fréquentes surprises ; une crise est imminente, un accès éclate, on
s'ingénie à en chercher la cause, et celle-ci finit par
se trahir elle-même par l'arrivée inattendue du flux
menstruel.

Quel est le mécanisme de cet asthme ?... Il est parfois d'origine nasale, réflexe. La muqueuse du cornet
inférieur et moyen se tuméfie, les zones sensibles deviennent hyperexcitables. Certaines femmes souffrent d'hyperémie et d'hyperesthésie nasales pendant la période
menstruelle, avec enchifrènement, rhinorrhée, éternû-
ments ; il peut arriver que tout l'effort asthmatique se
localise au nez sans déborder sur le territoire broncho-
pulmonaire. — D'autres fois il s'agit d'une véritable
infection. Pendant la période menstruelle il y a production abondante de sédiments uratiques, d'acides
gras ; l'auto-protection du vagin et de l'utérus diminue ;
il se forme dans la cavité vaginale et à la surface uté-
rine des produits toxiques qui sont capables d'utiliser
la muqueuse érodée de l'utérus pour passer dans la
circulation générale et réaliser une toxi-infection ; il

y a parfois fièvre légère, éruptions diverses, névralgies
ou myalgies rhumatoïdes, polyarthrites même (Rie-
bold). — Enfin on peut invoquer une action directe,
assez obscure d'ailleurs, Kuss croit que des excitations
parties des lésions utéro-ovariennes peuvent produire
l'asthme. Engelmann a vu l'asthme disparaître chez
une femme à qui il avait redressé l'utérus en rétro-
flexion; il a vu les accès revenir quand la rétroflexion
se rétablissait (1). On a cité des cas d'apparition ou de
disparition suivant le spasme ou la dilatation du col.
J'en ai observé un exemple type chez une femme qu'on
était obligé de dilater à chaque époque menstruelle.
J'ai vu également des alternances entre le zona génital et le rhino-spasme ou le broncho-spasme, et observé
une douzaine de cas où l'asthme était dû vraisemblablement à la présence d'un fibrome utérin, avec ou sans
métrorrahgie. Il est infiniment probable qu'il s'agit
le plus souvent d'actions pathogènes combinées et d'un
mécanisme très complexe.

L'asthme peut ressusciter ou se manifester pour la
première fois à l'occasion de la *grossesse* ; quelquefois
il se montre exclusivement pendant la gestation et même
pendant plusieurs gestations successives. Chez certaines femmes la grossesse multiplie ou aggrave les accès ;
mais le plus souvent, d'après J. Nicolas, elle aurait une
influence plutôt heureuse sur l'asthme pneumo-bulbaire, sauf les deux ou trois premiers mois (2). A ce mo-

1. J. Roux. *Thèse citée.*
2. J. Nicolas. Asthme et Grossesse *in Revue du Mont-Dore*, 1906.

ment-là des accès peuvent marquer la date approximative des règles (Halliday Croom, Brissaud). Vers la fin
généralement, avant l'accouchement, l'asthme opère
un retour offensif. Chose curieuse, la forme nasale
subit presque toujours une aggravation du fait de la
grossesse ; j'en ai observé de fréquents exemples relatifs surtout au hay-fever.

La pathogénie de l'asthme de gestation est d'ordre
direct, ou réflexe par voie nasale, ou infectieux. Pendant la gestation les poisons de l'économie augmentent par excès de production, par la richesse des sources habituelles, par la formation de nouveaux foyers
toxiques, par insuffisance soit de l'élimination, soit de
la fonction anti-toxique (Charrin et Roche).

La *lactation* et le *nourrissage* paraissent avoir une
influence heureuse comme dérivatif, comme exutoire.
La suppression trop brusque risque de ramener les
accès (J. Nicolas).

L'asthme de la *ménopause* est plus fréquent que
l'asthme de la puberté. Lorsque les époques commen-
cent à être irrégulières, l'habituelle date menstruelle
est rappelée par un accès franc, vicariant, ou par une
angoisse asthmoïde qui rentre aussi dans les phénomènes
nerveux de suppléance. La ménopause aggrave l'asthme
déjà existant ; elle le fait revivre après une longue
trêve, ou enfin le crée de toutes pièces. Dans ces divers
cas, dans le dernier surtout, il faut tenir compte de la
physio-pathologie complexe un peu spéciale à cette
période de l'existence féminine, et avoir l'attention
éveillée sur l'appareil cardio-rénal, ou hépato-rénal.

Je puis citer le cas de deux femmes asthmatiques qui n'avaient jamais été réglées. Toutes deux étaient des héréditaires.

Chez l'homme le coït peut provoquer l'asthme, soit par surmenage, soit par le mécanisme de l'effort, soit par mécanisme nasal. L'accès éclate, plus ou moins vif, suivant immédiatement l'acte génital ou quelques heures après, accompagné ou non d'hydrorrhée ou de rhino-spasme. Et pour finir, je rapporte le fait curieux d'un de mes malades dont l'aura asthmatique consistait en une érection à peu près continue durant deux jours avant la crise.

§ VIII. — Système nerveux

Tout asthme est l'expression d'un trouble nerveux. Mais, tandis que l'étape centrifuge se limite à l'excitation du trijumeau dans la forme nasale, du pneumogastrique et du sympathique dans la forme bronchopulmonaire, l'étape centripète est à point de départ varié, pour ainsi dire illimité, et emprunte indistinctement telle ou telle voie du système nerveux, cerveau, bulbe, moelle, nerfs phériphériques.

Le trouble nerveux dans l'étape centripète est physiologique ou anatomique, fonctionnel ou trophique. Le trouble trophique ou lésionnel est rare, il est l'exception. Et il ne peut être que léger, discret, en surface ou en profondeur ; porté à son maximum, ce serait la mort de la cellule, la suppression de la conductibilité nerveuse, d'où impossibilité radicale d'une excitation. Même en cas de lésion, l'asthme trahit donc un certain dynamisme des cellules ou des fibres atteintes, et celles-ci constituent l'épine locale irritative, toujours vivante, pour les cellules et les fibres voisines. La règle est le trouble purement fonctionnel, *sine materiâ*, et abstraction faite pour le moment des causes originelles, en ne tenant compte que du mécanisme intime qui est la condition même de son existence, on peut dire que l'asthme est presque toujours une *névrose*. Il reste — et c'est là le point important — à découvrir la cause première, ou les causes de cette névrose.

L'asthme dans les maladies du *Cerveau* est d'une excessive rareté. Comby cite un enfant de vingt-huit mois, hydrocéphale, présentant tous les mois des crises asthmiformes durant deux ou trois jours, et qui mourut dans un accès ; Pal décrit une « dyspnée paroxysmale », d'origine cérébrale qui serait pour lui un symptôme de compression et que soulage la ponction lombaire. J'ai vu chez deux anciens asthmatiques, guéris depuis longtemps, l'asthme réapparaître après une attaque d'apoplexie. Mais si les troubles organiques sont rarement asthmogènes, les troubles purement fonctionnels le sont fréquemment, surtout dans l'ordre psychique. J'ai déjà parlé de l'asthme mental, émotionnel, par suggestion externe ou par auto-suggestion, et les faits de ce genre sont assez classiques. Remarquons toutefois que si l'influence psychique est suffisante pour provoquer « un accès », elle est, règle générale, insuffisante pour produire la « maladie asthmatique » elle-même; il y a derrière, une cause plus profonde, plus efficiente. Le psychisme ne joue qu'un rôle occasionnel.

Dans les affections du *Bulbe* aiguës ou chroniques, paralysies, compression, tumeurs, hémorragies, les phénomènes dyspnéiques traduisent l'extension du processus aux noyaux des vagues. Mais, pour les raisons données plus haut, l'asthme spasmodique franc n'existe pas, n'est pas signalé par les auteurs. Un cas pourtant, un seul, celui de Brissaud chez un homme atteint de sclérose en plaques. Déjerine, cité par J. Roux, déclare n'avoir jamais observé d'accidents asthmoïdes dans les maladies de la protubérance (1).

Par contre, au point de vue fonctionnel pur, les troubles bulbaires sont asthmogènes par excellence. Le bulbe n'est pas le pivot nécessaire de l'asthme, car il y a des irritations *in situ* du trijumeau, du pneumogastrique et du sympathique, et des réflexes viscéraux directs provoquant le phénomène pulmonaire ou nasal, mais il en est le moyen le plus habituel. Toute irritation venant de la périphérie, toute irritation venant du milieu intérieur, — viscéral, humoral—, peut agir sur le bulbe rachidien et celui-ci inhibe ou dynamogénise les divers points du corps (Brown-Séquard). Il s'établit donc des réflexes asthmogènes sensorio-bulbaires, organo-bulbaires, humoro-bulbaires. Pour nous en tenir

---

1. J'ai observé l'asthme chez des ataxiques. On a cité d'autres cas, rares d'ailleurs.

à ces derniers, le sang charriant ses microbes, ses toxines, ses chlorures trop abondants, charriant ses sédiments uriques, ses poisons gazeux — surtout CO_2 —, le
sang excite *sur place* le bulbe à sa surface ou dans sa
profondeur ; la lymphe produit la même excitation. Il
s'agit donc, en réalité, d'un réflexe direct, mais *symptomatique*, traduisant la « qualité complexe » du milieu
humoral, la présence d'éléments anormaux ou l'excès
des éléments normaux. Mais, pour aller plus avant
dans l'analyse, peut-on isoler la cellule nerveuse, la
fibre nerveuse de leurs liquides nourriciers, et leur
attribuer *en soi*, par voie héréditaire ou acquise, une
« perversion » spéciale, une certaine « habitude » suivant l'expression de Brugelman, comme un « tic spasmogène » aboutissant spontanément, automatiquement,
au syndrome asthme. Toute la question de l'asthme
« essentiel » est là. Or, s'il est possible d'abstraire
anatomiquement la cellule ou la fibre nerveuse, cette
abstraction est impossible physiologiquement. La cellule bulbaire ne possède pas l'excitation « essentielle » ;
cette excitation elle la *reçoit* de son milieu humoral
comme elle peut la recevoir de n'importe quel point
de l'organisme ; elle subit par les éléments normaux
ou anormaux du sang l'action irritative, physique ou
chimique, nécessaire à son impulsion. Ainsi l'effet spasmogène trouve sa cause et sa raison suffisantes. Une
telle conception paraît rationnelle, logique, en harmo-
nie avec la très grande majorité des faits. Elle donne
à la théorie générale de l'asthme un caractère uniciste,
en n'admettant pour base, dans tous les cas, qu'une

étiologie et une causalité *réelles*, et en éliminant toute catégorie d'exceptions ; et elle supprime ce dualisme, faux d'ailleurs cliniquement, entre l'asthme « essentiel » réputé le seul « vrai » et les « pseudo-asthmes », dont certains accès pourtant sont plus spasmodiques, plus « francs » que de nombreuses formes atypiques de l'asthme « dit essentiel ». Le côté mystérieux, inaccessible, d'un certain asthme cesse d'exister. Il faut rayer de la pathologie le concept purement métaphysique d'une maladie *sans cause*, qui *serait* par elle-même, essentielle « par définition », comme une personnalité capricieuse et autocratique, suivant l'ingénieuse expression de Brissaud. L'asthme est un effet, et cet effet a une cause ; tout asthme est symptomatique. Et cette cause, facilement ou difficilement accessible, on finit par la trouver quand on sait la chercher et qu'on la cherche (1).

Toutefois, si tout réflexe organo-bulbaire fait défaut par ailleurs et que l'intoxication humorale soit pour ainsi dire réduite à son minimum, si d'autre part on considère le bulbe dans son appareil nerveux et dans son système d'irrigation comme un « tout complet », comme un bloc fonctionnel quasi homogène, on peut encore à la rigueur, et par langage traditionnel, employer l'expression d'asthme essentiel. L'avantage, du moins actuel, est d'évoquer, par une association clinique naturelle, tout un groupe d'affections qualifiées d' « essentielles » et admises éventuellement comme

---

1. J. André tend aussi à rejeter l'asthme essentiel.

telles,—hystérie,épilepsie,neurasthénie,vésanies diverses — avec lesquelles l'asthme s'apparente dans ses
formes psychiques et bulbaires protopathiques. Mais
il faut savoir que le mot est,pathogéniquement, impro-
pre. Mieux vaut parler d'asthme *nerveux*, simplement,
terme très imprécis sans doute, mais qui ne préjuge
rien de la doctrine dualiste, et qui dénonçant l'hyper-
réflectivité sous-entend une intoxication causale qu'on
est invité à découvrir. Et cette intoxication causale,
dans les cas de ce genre, est le plus souvent l'intoxication arthritique au sens défini plus haut, c'est-à-
dire la diathèse acide, et surtout l'uricémie. Au fond,
l'asthme « essentiel », l'asthme « nerveux », finissent
par se résoudre dans l'asthme « arthritique » dont ils
ne sont qu'une forme clinique un peu spéciale, et il
serait peut-être encore plus simple de ne parler que
de ce dernier. Ce serait résumer d'un seul coup le diagnostic causal, le moyen pathogénique, et l'indication
thérapeutique.

Les *Nerfs* peuvent être affectés de névrose ou de
névrite. La première est la règle, l'autre est plus rare.
J'ai déjà parlé de la névrite du pneumogastrique à propos de la tuberculose, névrite du tronc ou des terminaisons nerveuses, due à l'intoxication ou à l'infection
elle-même qui altère la cellule, ou due à une action
mécanique, tiraillement ou compression. Toutes les
tumeurs du médiastin, cancer de l'œsophage, anévrysme
de la crosse de l'aorte, lymphosarcome, adénopathies
leucémiques ou adénopathies trachéo-bronchiques, peuvent par compression produire une dyspnée franche-

ment asthmatique ou asthmoïde, diurne ou nocturne. Les crises paroxystiques sont variables de régularité et d'intensité. L'asthme ganglionnaire vérifié anatomiquement a été signalé par Rilliet et Barthez. Il peut s'accompagner chez les enfants de spasme de la glotte ou de laryngite striduleuse, mais il est excessif de prétendre, avec Baréty, que ces dernières manifestations nerveuses, très voisines de l'asthme en effet, sont toujours sous la dépendance d'une irritation des récurrents par des ganglions hypertrophiés. L'arthritisme héréditaire ou déjà acquis, l'hérédité nerveuse, les troubles respiratoires par obstacle mécanique, nasal ou rétro-nasal, sont des causes beaucoup plus fréquentes. Baréty affirme encore que l'asthme « essentiel » est rare chez l'enfant ; opinion des plus contestables. Et il ajoute qu'il faut chercher l'adénopathie trachéo-bronchique chez tout enfant qui présente des phénomènes dyspnéiques rappelant les accès d'asthme. Il faut la chercher, en effet, mais il n'est pas habituel qu'on la trouve, l'adénopathie trachéo-bronchique étant un schéma livresque qu'on ne rencontre point fréquemment dans la pratique.

Des adénites inflammatoires comprimant les vagues peuvent amener un certain asthme « à bascule », suivant que s'étend ou régresse l'inflammation. Enfin les mêmes causes mécaniques provoquent parfois de la dyspnée asthmiforme non point par irritation des pneumogastriques mais par compression de tuyaux bronchiques. Le fait est d'ailleurs très rare, la dyspnée étant presque toujours en pareil cas de type continu.

§ IX. — Système cutané

La peau n'est pas un quelconque revêtement de protection, c'est un véritable organe étalé, d'une anatomie très complexe et d'une physiologie importante. Vaste surface vasculaire et nerveuse, sa trame est faite d'innombrables vaisseaux sanguins et lymphatiques et autour de ces vaisseaux se disposent les mailles du grand sympathique. D'autre part les centres nerveux spinaux envoient un réseau serré qui se ramifie dans le derme et pénètre à l'infini les papilles et l'épiderme, assurant ainsi une étroite solidarité entre la circulation périphérique et le système nerveux central (L. Jacquet). Enfin les glandes sudorales, les glandes sébacées, les poils sont des appareils de riche vascularisation et de riche innervation.

La peau est en outre un organe de respiration, et elle est un organe d'excrétion, de dépuration, de régulation thermique, de sensibilité et de réflectivité. Entre le milieu intérieur qu'elle limite et le milieu extérieur illimité, elle joue pour ainsi dire le rôle d'une membrane osmotique, mais d'une membrane active, et d'une activité en perpétuelle oscillation. Elle est le point de départ et le point d'arrivée d'excitations innombrables ; toute perturbation dans la profondeur peut se réfléchir à sa surface et toute impression à la surface peut émouvoir les centres. Ainsi que les organes des sens, elle emprunte l'énergie extérieure, et, plus qu'eux encore, par sa situation exposée, par son étendue, par la délicate complexité de sa structure, elle subit les offenses du vent, du brouillard, du froid, de la chaleur, de l'électricité, en un mot de toutes les actions physico-chimiques connues ou encore mal connues de l'atmosphère. On comprend donc, *à priori*, qu'un tel organe sollicité par des excitations sans nombre et de nature si variable, internes et externes, puisse se transformer en vaste surface asthmogène, ou offrir des zones asthmogènes localisées. Au point de vue expérimental, Schiff et Falk ont montré les rapports qui unissent les centres respiratoires aux nerfs cutanés sensitifs et prouvé que l'excitation de ces nerfs sensitifs amène l'arrêt tétanique des muscles expirateurs. Franck a étudié la production du réflexe nasal par l'irritation de certaines parties de la peau : on sait que la muqueuse nasale est soumise à l'action vasodilatatrice du bulbe par les nerfs de la cinquième paire, et à celle de la partie supérieure de la moelle dorsale par le sympathique cervical.

Cliniquement, en règle générale, la peau est très sensible, très excitable chez les asthmatiques, parfois même follement sensible ; elle participe à l'hyperexcitabilité totale. La plupart des asthmatiques, au lever, en quittant la tiède atmosphère du lit pour mettre pied à terre, sont pris de sternutations paroxystiques ; il suffit même à certains d'entre eux, tout en restant au lit, d'exposer à l'air leur bras ou leur avant-bras pour subir des éternuements en séries. Celui-ci éternue longuement et violemment en se lavant les mains à l'eau froide ; celui-là se lavant la figure provoque une fluxion vaso-motrice hydrorrhéique unilatérale ou bilatérale, avec ou sans sternutation ; cet autre a un écoulement nasal abondant avec rhinospasme par une friction alcoolisée sur le cuir chevelu, ou par l'application du peigne fin, ou même par le simple contact des ciseaux employés pour la coupe. Tel sujet prend un accès à la suite d'une douche froide, tel autre à la suite d'un bain de pieds trop chaud. Beaucoup d'asthmatiques ont de la cryesthésie facile, de localisation et de surface variables ; quelques-uns ont des zones sensibles limitées et invariables, — pieds, front, nuque — qui s'impressionnent de l'humidité, du froid, d'un coup d'air même léger, ou d'une légère excitation mécanique. Il suffisait à un de mes malades de se frôler un peu le front, au-dessus des arcades sourcilières, pour éternuer dix, quinze fois de suite, très vivement.

Le plus souvent le réflexe rhino-cutané est seul déchaîné, mais il peut par sa violence amorcer un accès d'asthme franc d'intensité et de durée variables.

Il est classique d'observer chez les asthmatiques diverses manifestations cutanées : prurits, érythèmes, urticaires, psoriasis, l'eczéma surtout, chez l'adulte ; l'urticaire, l'impétigo, l'eczéma chez l'enfant. Ces manifestations cutanées accompagnent les manifestations pulmonaires, ou alternent plus ou moins régulièrement avec elles. Il faut parfois savoir les respecter comme d'heureuses dérivations et des exutoires utiles. En pareils cas, la sagesse thérapeutique consiste à soigner et à guérir avec une prudente lenteur les accidents locaux, en ayant soin d'instituer *en même temps* le traitement rationnel de la cause générale, originelle, dont l'asthme et la dermatose ne sont que des effets polymorphes.

Telles sont les causes premières, les causes profondes de l'asthme. Elles sont nombreuses on le voit, très nombreuses, car je viens de passer en revue toute la pathologie. En réalité *tout* peut aboutir à l'asthme, en créer lentement le syndrome ou en provoquer vivement l'accès : maladies héréditaires, maladies acquises, intoxications, infections, affections générales, affections locales, désordres anatomiques ou troubles fonctionnels d'un organe ou d'un système d'organes, etc., etc., — sans compter de simples accidents, comme j'en ai vu des exemples, chutes, fractures, qui semblent agir par vertu commotionnelle, par ébranlement nerveux.

. Etant donnée cette poly-causalité, on comprend qu'on puisse rencontrer un certain nombre, — ou un grand nombre, — de cas d'asthme dans les affections gastro-intestinales, un certain nombre dans les cardiopathies, un certain nombre dans les maladies tuberculeuses du poumon, un certain nombre dans les affections nasales, etc., etc. ; et on conçoit assez bien que le spécialiste de l'estomac ou de l'intestin, que le spécialiste du cœur ou du poumon, que le spécialiste du nez, impressionné par le bloc important de ses observations personnelles, soit tenté de proposer telle pathogénie, tel mécanisme, comme étant la pathogénie unique, le mécanisme invariable, de tout asthme. Chacun a raison dans *sa* statistique, mais chacun a tort dans sa tendance à généralisation absolue.

Chaque asthme a sa pathogénie et son mécanisme propres. Tout asthme est une question d'espèce ; c'est ce qui fait de ce syndrome si simple en apparence, parce que très accessible cliniquement, une chose si complexe en réalité ; c'est ce qui fait de l'asthmatique surtout une *individualité* pathologique d'analyse parfois si délicate et si laborieuse. Bien plus, certaines causes dont chacune est asthmogène, prise en particulier, peuvent s'associer, dans une proportion souvent indéterminable, pour concourir à l'unité du syndrome. Cette association est fréquente ; elle est source de nouvelles difficultés. Voici un asthmatique, tuberculeux, avec des polypes du nez ; d'où vient l'asthme? Il est probable que le médecin et le spécialiste aboutiront à des conclusions différentes. Et s'il y a eu suralimentation, c'est un troisième élément causal, également invocable. Voici un syphilitique ou un paludéen avec un mauvais foie, ou un mauvais appareil gastro-intestinal. Quel sera le mécanisme de l'asthme ? Direct, par action hématobulbaire, ou indirect par réflexe hépato-bulbaire, ou gastro et entéro-bulbaire? Ou peut-être y a-t-il lieu d'envisager encore une action plus diffuse de la cause originelle et un mécanisme moins précis? Voici enfin un asthmatique uricémique opérant de régulières alternances avec l'eczéma, les coliques hépatiques, les coliques néphrétiques, quel sera le mécanisme de l'asthme? Direct, ou réflexe, et dans cette dernière hypothèse, quel

est l'organe le plus habituellement générateur du réflexe? Toutes questions qu'il faut se poser en face d'un
asthme donné, lequel est souvent un ardu problème à
résoudre. Il faut savoir sérier les causalités, les établir
dans leur ordre chronologique vraisemblable, les pe-
ser, les hiérarchiser ; à cette condition seulement, on
marche droit et vite dans le chemin de la thérapeutique rationnelle. C'est une satisfaction pour le médecin
et une économie de souffrances pour le malade.

Il y a des cas déroutants. J'ai vu le fait suivant: une
fibro-tuberculeuse légère du sommet droit, suralimen-
tée, rhinopolypeuse, asthmatique. Sur les conseils d'un
spécialiste qui promet la guérison, on libère le nez ;
pas de résultats. On soigne longuement, avec la méthode
qui convient, la localisation du sommet; résultats également négatifs. On cesse la suralimentation pour revenir à une raisonnable et suffisante alimentation; toujours
rien. On diagnostique un asthme purement nerveux, on
bromure, on douche *secundum artem*, tous les dérivés
modernes de l'iode, de l'iodure, de l'arsenic sont essayés
à tour de rôle ; échec absolu. Un beau jour, la malade
expulse spontanément un énorme ténia, et l'asthme
disparaît comme par enchantement. On avait pensé,
successivement, à toutes les causes habituelles, mais
point à une cause exceptionnelle, qui ne se révéla que
par surprise. Les faits de ce genre sont rares, mais ils
sont riches d'enseignements.

Il arrive parfois que, chez le même sujet, deux causalités différentes agissent, à un long intervalle, pour
créer l'asthme. Un asthmatique tuberculeux, guéri de

l'asthme et de la tuberculose, retrouve son asthme après dix ans, quinze ans, sous l'influence d'une autre infection ou d'une autre intoxication, — syphilis, alcoolisme, uricémie, etc. —, ou par le fléchissement d'un système organo-fonctionnel important, — intestin, foie, appareil cardio-rénal. Un ancien asthmatique du nez, guéri, reprend de l'asthme longtemps après au contact d'une tuberculose commençante, ou sous l'action de surmenage physique ou de peines morales. Un ancien asthmatique reste toujours un asthmatique virtuel, un «asthmophile», et son équilibre pneumo-bulbaire est toujours à la merci d'un déséquilibre organique ou fonctionnel quelconque ; chez lui, l'absence d'accès est un critère de bonne santé générale. Et même, en dehors d'une succession à longue échéance, dans un asthme en évolution, « actuel », les causes asthmogènes profondes peuvent se modifier, changer, et j'estime que dans l'asthme uricémique le plus classique le mécanisme pathogénétique n'est pas invariable.

Une question se pose, assez naturellement. L'asthme est fréquent, mais, en regard de ses innombrables causes possibles, étant donné que *tout* peut aboutir à l'élaboration lente ou à la prompte détermination du syndrome, il apparaît d'une rareté toute relative. A la rigueur, on pourrait se demander pourquoi tous les intoxiqués, tous les infectés, tous les déchéants organiques et fonctionnels — et que le nombre en est grand ! — ne font pas de l'asthme. Remarquons tout d'abord que l'asthme est en réalité plus fréquent qu'il n'apparaît au premier et habituel examen. Combien de manifestations nasales légères ne sont pas accusées par le malade ? Que de formes atypiques, surtout chez l'enfant, échappent aux médecins ? D'autres, vicariantes, chez l'adulte ? Et enfin, et surtout, il faut faire rentrer dorénavant dans le cadre de l'asthme *ordinaire* toutes les formes qualifiées improprement de « pseudo-asthmes ». Je répète que toute dyspnée procédant par accès, avec ralentissement des mouvements respiratoires, — toute dyspnée avec bradypnée, — accompagnée ou non de troubles vaso-sécrétoires, doit être tenue, cliniquement, pour un asthme « vrai », quelle que soit sa cause originelle, quel que soit son mécanisme pathogénétique. Qu'un sujet s'éveille entre une heure et deux heures du matin, en proie brusquement à une crise d'oppression qui le dresse sur son séant, avec sibilances musicales audibles à distance, avec emphysème aigu, dyspnée inspiratoire, etc., etc., les signes cliniques sont les mêmes, qu'ils soient conditionnés par l'uricémie, par la tuberculose, par l'intoxication gastro-intestinale, par le mal de Bright, par telle ou telle cardiopathie. Il n'y a, entre ceci et cela, aucune différence fondamentale, essentielle ; il n'y a parfois que des différences de plus ou de moins dans l'intensité, dans la netteté, ou des états atypiques comme on en trouve d'ailleurs pour toute cause asthmogène donnée ; et, chose assez curieuse, les formes irrégulières sont plus fréquentes chez les arthritiques que dans la tuberculose ou dans le brightisme de début, par exemple, où les accidents asthmatiques relèvent habituellement du type nocturne le plus pur. Que l'asthme arthritique, uricémique, serve encore à la description thématique, qu'on le laisse en relief à cause de sa fréquence et de sa vigueur cliniques, à cela nul inconvénient ; mais il est désormais superflu de le mettre sur un plan à part, dans une catégorie à part, comme une entité nosologique de mystérieuse nature et de non moins mystérieux moyens pathogéniques. Encore une fois, l'arthritisme étant intoxication prend rang dans le vaste cortège des intoxications, et l'asthme arthritique n'est qu'une variété des asthmes par intoxication. Cette conception uniciste supprime les inutiles subtilités du diagnostic symptomatique, et ne s'attache plus qu'au diagnostic de *causalité,* le seul qui importe.

Mais, malgré ces apports nouveaux grossissant le contingent de l'asthme, il reste toujours une notable disproportion entre le nombre des causes asthmogènes possibles et le nombre des cas réels. Comment expliquer cela ? D'abord, en thèse générale, la « catégorie du possible » est autrement vaste que la « catégorie du réel », et, en pathologie, une foule de causes secondes, claires ou très obscures, agissent à titre limitatif. Pour nous en tenir au seul domaine nerveux, ne fait pas qui veut de l'hystérie, de l'épilepsie, de la neurasthénie, etc., et les syphilitiques n'aboutissent pas tous fatalement à la paralysie générale ou à l'ataxie. De même pour l'asthme ; ne devient pas asthmatique qui veut. Il faut toujours tenir compte de ce postulat nécessaire, quelquefois précis et très accessible, souvent très vague, qui vise la loi d'élection individuelle, détermine exactement le sens de la réaction physio-

pathologique, et qu'on appelle la « prédisposition ».
Cette prédisposition est héréditaire ou acquise, et j'ai
étudié plus haut les lois de l'hérédité dans l'asthme.
Acquise, elle peut se manifester de bonne heure, sous
des formes diverses, de façon vigoureuse ou discrète.
Règle générale, les asthmatiques accusent dès l'enfance
une grande susceptibilité des voies respiratoires ; ce
sont des coryzas faciles, des laryngites, des trachéites,
des bronchites à répétition, et, chose plus caractéristique encore, ce sont des accidents spasmodiques se
manifestant déjà dans la sphère vago-bulbaire, tels que
le spasme de la glotte et surtout la laryngite striduleuse (1) ; plus tard, dans la jeunesse, ce sont des éternuements répétés, c'est le rire dyspnéique (2). Il y a
d'ores et déjà autre chose qu'une diathèse, autre chose
qu'une nervosité générale favorable à l'asthme, il y a
une *nervosité spasmogène locale* dévoilant une tendance
et une systématisation. C'est, de bonne heure, une can-
didature posée au grand spasme pneumo-bulbaire, à
l'asthme ; il est bien rare que le candidat ne soit pas
élu.

Chez quelques asthmatiques on ne trouve ni antécédents héréditaires ni antécédents acquis, aucune prédisposition suffisamment explicative. Un beau jour ils
font de l'asthme sans avoir, pour ainsi dire, le droit
d'en faire, et les conditions mêmes de l'excitabilité
n'éclairent point le sens de leur réaction individuelle.

1. Asthme et laryngite striduleuse. Moncorgé (*Loire médicale*, 1902).
2. Trois prodromes éloignés de l'asthme. Moncorgé (*Loire médicale*,
1895).

J'arrive à une autre série de causes, occasionnelles, plus provocatrices d'accès que génératrices de la maladie elle-même, moins importantes par conséquent, malgré qu'elles aient l'habitude de retenir assez longuement l'attention des auteurs.

Age — Sexe — Race — Professions

Age. — L'asthme se rencontre à tout âge ; mais s'il est, dit-on, un brevet de vieillesse, — assertion d'ailleurs des plus contestables — s'il peut se manifester à une période plus ou moins avancée de la vie, il paraît être surtout l'apanage de la jeunesse et de l'âge mûr.

Il est fréquent chez les tout jeunes enfants. Beaucoup de causes déterminantes, inhérentes à cet âge, expliquent et justifient cette fréquence : ganglions trachéobronchiques, hypertrophie du tissu lymphoïde, adénoïdes, troubles gastro-intestinaux, et surtout fièvres éruptives ; et j'ai dit plus haut combien l'hérédité asimilaire, et surtout similaire, s'affirme de bonne heure. Aussi peut-on s'étonner de trouver, dans une édition de d'Espine et Picot, cette phrase : « L'asthme est si rare chez les enfants », et de lire dans Rilliet et Barthez : « Quant à l'asthme essentiel nous ne l'avons jamais observé chez les enfants. » Un traité tout récent des maladies de l'enfance passe complètement sous silence et le mot et la chose !

Trousseau, le premier, s'occupa de l'asthme infantile ; après lui Politzer, Salter, Germain Sée qui signale une

quarantaine de cas concernant de jeunes malades ; puis
Landouzy, Moncorvo, Comby, Dauchez, Guinon, etc.
Aviragnet a observé un accès d'asthme type chez un
enfant de 2 mois 1/2. Il n'est pas rare de voir des enfants de 10, 12, 15 mois, suivre nos salles d'inhalation du Mont-Dore, portés sur les bras de leur mère ou
de leur nourrice.

Dans l'adolescence, l'asthme est assez fréquent. Règle
générale, il devient plus rare après trente, et surtout
quarante ans, du moins comme apparition première,
car il peut, passé cet âge même, continuer une évolution depuis longtemps commencée, ou réapparaître après
une longue trêve. Vers cinquante ans, — quelquefois
même avant, — chez l'homme et chez la femme, l'asthme
est le plus souvent un *signe d'alarme,* un son de cloche
avertisseur ; c'est un système organo-fonctionnel important qui s'altère et fléchit, une maladie qui s'installe sournoisement ; c'est le cœur, l'aorte, c'est le foie,
ce sont les reins, — ou tout l'ensemble — qui trahissent
une physiologie inquiète ou un état pathologique déjà
constitué. Il y a des exceptions. L'asthme neuro-arthritique peut apparaître tardivement, dans sa forme la
plus classique, la plus « essentielle », et je viens tout
récemment de l'observer chez un homme de 55 ans,
qui devint asthmatique la même année que ses deux
petits-fils âgés, l'un de 4 ans, l'autre de 6 ans 1/2.

Sexe. — La question « sexe » est diversement appré-
ciée. L'asthme serait plus fréquent chez l'homme que
chez la femme, d'après Germain Sée ; plus fréquent
chez la femme, passé 30 ans, d'après Salter, fréquence

d'autant plus vraisemblable encore, passé la quarantaine, à cause des causalités asthmogènes inhérentes
à la ménopause. Sur ma statistique personnelle portant
sur 4215 cas, je relève 2205 hommes et 2010 femmes.
L'écart n'est pas considérable.

Race. — Il est assez difficile d'apprécier l'influence
de la race sur la production de l'asthme. L'asthme est
fréquent dans tous les pays d'Europe, non moins fréquent parmi les populations de l'Amérique du Nord et
du Sud, sans qu'il soit possible de le distribuer géogra-
phiquement, d'une façon précise. La race juive, dit-on, y
semble particulièrement prédisposée. Les Anglo-Saxons
paieraient un plus large tribut à la forme rhino-spastique, et depuis quinze ans, d'après Kuttner, cette forme
se multiplierait en Allemagne.

Classes sociales, professions.— L'asthme pneumo-bulbaire frappe indistinctement toutes les classes de la société ; quant à sa forme nasale, il n'est pas absolument
exact de prétendre qu'elle soit l'apanage exclusif des
gens riches et aisés. Quoi qu'on en ait dit, les ouvriers
des villes et des campagnes n'ignorent pas le rhume
des foins, et s'ils impressionnent moins les statistiques
des spécialistes, c'est parce qu'ils ont, plus que les classes aisées, l'habitude de supporter patiemment de simples ennuis pathologiques, d'ailleurs temporaires.

Parmi les *professions* dites prédisposantes, on cite
volontiers celles qui exigent un certain effort respiratoire : avocats, chanteurs, prédicateurs, etc. L'influence
de ces professions me paraît des plus contestables ; l'exercice régulier de la voix et des forces pulmonaires a

plutôt une action heureuse, anti-asthmatique. D'autres professions ont, à mon sens, une influence plus décisive, plus manifeste. L'asthme se rencontre fréquemment chez les meuniers, les boulangers, les cuisiniers, les mineurs, les carriers, les droguistes, les pharmaciens, etc. C'est, en pareils cas, l'ambiance professionnelle qui est coupable, ce sont les poussières, les odeurs qu'il faut incriminer, et, presque toujours, le mécanisme nasal qui entre en jeu.

Influences Cosmiques — Saisonnières — Nyctémérales.

« Chaque asthme a son cosmos », écrit Germain Sée, et il faut entendre ce « cosmos » dans son acception la plus large, climat et habitat. C'est dans cet ordre de causalités, accidentelles ou permanentes, qu'on rencontre les choses les plus extraordinaires, les plus invraisemblables, et ces invraisemblances ne sont plus pour nous étonner. Il n'y a pas de règle ; il n'y a, pour ainsi dire, que des exceptions, et comme des fantaisies individuelles. Evidemment ces malades ne font rien sans raisons suffisantes, mais ces raisons nous échappent complètement, ou à peu près ; elles fuient notre logique présomptive pour obéir à une logique cachée qui, parfois cependant, se trahit par surprise. Nous savons, en général, que la lumière, la pression, l'ozone, l'électricité, — pour ne parler que de forces bien connues, — que tous les courants telluriques et atmosphériques peuvent impressionner l'organisme, chaleur, assimilation, circulation, etc. ; nous n'ignorons pas surtout l'action mécanique et chimique de la lumière, son action morphologique et l'accélération qu'elle apporte à toutes les fonctions organiques. Chacun de nous est un champ restreint d'énergies en communication avec un champ illimité d'énergies diffuses, un « microcosme » sous la dépendance du macrocosme, et on pourrait dire : « Je suis homme, et rien de ce qui touche l'univers ne m'est étranger. » L'influence des agents physico-chimiques s'exerce sur les organes des sens et sur les terminaisons nerveuses, modifiant l'état somatique et l'état psychique des êtres, retentissant sur le système nerveux sensitif et sensoriel ; la nervosité de l'atmosphère ou du sol actionne la nervosité humaine. Cette influence est indéniable, mais de mécanisme obscur, et nous ignorons surtout les équations physiologiques ou neuropathologiques propres à chacun, et les lois de rupture d'équilibre individuel sous le désordre évident ou l'apparente stabilité des conditions météorologiques.

Mais, qu'il s'agisse d'ambiance physico-chimique ou d'ambiance morale, une certaine réserve d'appréciation s'impose. On va quelquefois chercher bien loin, on accuse parfois un ensemble de causalités bien mystérieuses, jusqu'au jour où le hasard dénonce la vraie cause, très immédiate et de facile interprétation. Exemple : un asthmatique prend des accès à la naissance de chacun de ses enfants ; on finit par s'apercevoir qu'il faut incriminer la poudre de lycopode employée pour la toilette du nouveau-né. Autre exemple: un de mes malades entrait en état asthmatique chaque fois qu'il allait visiter un de ses amis, à la campagne;

il reconnut à la longue, et par le plus grand des hasards, que l'odeur spéciale du chien de la maison était, en l'espèce, seule coupable. Supprimé le chien, supprimé l'asthme. Dans les deux cas, les causes morales ou climatiques présumées se résolvent en étiologie nasale tangible, classique chez le premier, bizarre chez le second. Il importe donc de ne point conclure trop hâtivement, et de se mettre à l'abri de telles surprises.

Les asthmatiques sont, en général, des réactifs de sensibilité exaspérée; une ombre, un souffle, un rien les affole, et chacun s'affole à sa façon, suivant son idiosyncrasie propre. Ils prévoient habituellement les orages, et les plus légères perturbations météorologiques ne les laissent pas indifférents; ils relèvent eux aussi de la « névrose barométrique » de Roger. Tel se trouve mieux dans le Nord, tel autre, mieux dans le Midi. Celui-ci s'accommode mal des brouillards, celui-là de la sécheresse de l'air; l'un prend ses accès par le vent de l'Ouest, l'autre, par le vent du Sud. Ce dernier enfin souffre en passant du chaud au froid, ou du froid au chaud, de l'ombre au soleil, ou du soleil à l'ombre, ou en traversant un simple courant d'air; et cette autre éternue violemment, en séries, sous le léger balancement d'un éventail. Il suffit parfois de changer de région dans le même pays, de ville dans la même région, de quartier dans la même ville, de rue dans le même quartier, de maison, de chambre, etc., etc., pour voir apparaître, disparaître ou s'atténuer les accès. D'autres fois, il faut se déplacer de la ville à la campagne, ou inversement; ou, dans le même endroit, savoir quit-

ter la rive droite pour la rive gauche d'une rivière,
d'un fleuve. Et ces différences singulières, multiplia-
bles à l'infini, d'un asthmatique à l'autre, peuvent se
rencontrer chez le même individu à des périodes successives de sa carrière ; tel milieu autrefois favorable
devient défavorable, ou inversement. Un de mes malades, d'origine lyonnaise et habitant Lyon, y avait de fréquents accès ; il en était indemne à Paris où ses affaires
l'obligeaient à de longs séjours. Définitivement fixé à
Paris depuis quelque temps, l'asthme a fini par apparaître, discret d'abord, puis violent ; par contre, il n'en
a plus à Lyon, quand il lui arrive d'y retourner et d'y
vivre. Trousseau, Dieulafoy, d'autres auteurs ont rapporté des exemples de ce genre, exemples d'analyse
difficile, d'étiologie sans doute très complexe sous l'apparente unité d'un simple déplacement.

Chose paradoxale, certains asthmatiques n'ont pas
d'accès dans les pires conditions hygiéniques, et sont
frappés dans les milieux les plus aérés, les plus sains.
Mais, d'une façon générale, ils se sentent incommodés
dans les endroits clos, habités d'une foule plus ou
moins dense : théâtres, cafés, églises, etc., etc., ainsi
que dans les pièces exiguës ou à plafond bas, dans les
pièces inaérées, enfumées.

Les trop grandes *altitudes* — au-dessus de 1.500 mètres — sont difficilement supportées ; encore faut-il,
dans cette appréciation, tenir compte de l'emphysème
coexistant. Au-dessous, le milieu est nettement favorable. L'ascension brusque de la plaine à la montagne
peut provoquer ou juguler une crise ; la descente

brusque d'une altitude amène les mêmes résultats.

Les voyages, les longs séjours sur *mer* seraient favorables à l'asthme, surtout au hay-fever ; cela se comprend dans cette forme puisqu'on évite ainsi la cause occasionnelle, nettement provocante. Dans la forme type, pneumo-bulbaire, il m'a paru que le voisinage immédiat de la mer était plutôt fâcheux ; l'Océan est plus mal supporté que la Méditerranée ; quant aux bains de mer, le bain à la lame est plus asthmogène que le bain en mer calme. J'ai vu assez souvent le premier accès éclater après un bain de mer, ou un séjour de courte durée au bord de la mer. Sauf exceptions, d'ailleurs nombreuses, le climat marin excitant exagère et déchaîne l'hyperexcitabilité propre aux asthmatiques.

Saisons. — Pour apprécier à sa valeur l'influence des saisons, il importe d'établir une distinction capitale. L'asthme humide, catarrhal, apparaît ou augmente pendant la mauvaise saison sous la causalité immédiate des rhumes, des bronchites banales ; l'hiver bat le rappel des accès. L'asthme sec, nerveux, est plutôt une maladie de printemps, d'été ou d'automne : mai, juin, juillet en France, août et septembre en Amérique. Le hay-fever charge singulièrement la statistique de ces époques de l'année ; mais, en dehors de cette forme spéciale, l'asthme, dans ses manifestations les plus typiques, les plus classiques, se présente comme une maladie de printemps, d'été, — asthme *vernal, estival,* — apparaissant seulement à ces périodes ou redoublant ses coups. L'asthme, perversion de réflectivité pneumo-bulbaire, suit la loi des maladies névrotiques en général, voire des vésanies, lesquelles ne restent pas insensibles aux excitations printanières et estivales. Parfois un asthmatique d'été exclusif fait de l'asthme d'hiver fortuit à la suite d'un rhume, d'une bronchite.

Nuit. — Sommeil. — Un signe cardinal de l'asthme est d'apparaître la nuit, de minuit à deux heures, plus rarement vers quatre heures du matin. C'est la règle en effet. Sauf dans les formes nettement nasales, spécialement dans le hay-fever, il est exceptionnel que des asthmatiques n'aient que des crises de jour, leurs nuits restant parfaitement calmes. On assiste parfois à de curieuses transformations héréditaires ; Trousseau était asthmatique nocturne, sa mère asthmatique diurne, les accès se produisant de huit à dix heures du matin.

Ce signe horaire n'est pas d'ailleurs spécial à l'asthme. On le retrouve dans la laryngite striduleuse, dans la goutte, certains cas d'épilepsie, certaines formes d'entéroptose, d'hépatisme (Glénard), dans l'entéro-névrose, chez certains cholélithiasiques (Dufourt). Le mécanisme de l'explosion paroxystique paraît être sensiblement le même, à quelque chose près, dans ces diverses affections, et analyser l'une, c'est en même temps contribuer à l'histoire des autres (1).

Comment agit la nuit dans la production de l'accès d'asthme ?... Agit-elle en tant qu'élément du climat météorologique ? C'est possible, probable même, dans

1. Moncorgé. Mécanisme de l'accès d'asthme. (*Lyon médical*, 1906).

une certaine mesure. La nuit, les rayons solaires ayant disparu, cette absence de lumière s'accompagne, les provoquant sans doute, d'une diminution dans la quantité de la vapeur d'eau atmosphérique, d'une diminution légère de la pression barométrique, d'un abaissement marqué de la température. L'acide carbonique augmente, l'ozone, l'électricité subissent des variations. J'ai dit plus haut avec quelle invraisemblable facilité les asthmatiques accusent les modifications de l'ambiance climatique ; il est donc logique d'admettre, *a priori,* qu'ils peuvent ressentir les variations des éléments divers, chimiques, dynamiques, qui constituent le climat nocturne. Dans quelle proportion, dans quelle mesure ? C'est ce qu'il est difficile d'apprécier.

On ne peut donc refuser une certaine part d'influence à la nuit en tant que phase météorologique ; mais il faut surtout faire sa part, une part prépondérante, au sommeil dans l'appréciation des phénomènes pathologiques nocturnes. Brown-Séquard a écrit : « Il est notoire que le sommeil est une condition très favorable pour les attaques d'épilepsie. » Il conditionne également les accès de laryngite striduleuse, d'après Welsh ; quant à l'asthme, la relation évidente de cause à effet est chose d'expérience, qui s'éclaire et se contrôle par les faits suivants : tel asthmatique nocturne, régulier, n'a pas d'accès quand il ne dort pas ; par contre, — épreuve inverse, — il a des accès de jour quand il dort, surtout d'un sommeil un peu prolongé. Enfin on peut, j'ai pu empêcher, retarder, atténuer l'accès en faisant réveiller le malade quelque temps, ou longtemps avant l'heure fatale, ou en modifiant certaines contingences spéciales du sommeil.

Le sommeil, diurne, nocturne, est donc, *en soi*, une cause indiscutable de l'asthme. Mais par quel mécanisme? Quel ensemble, quelle succession de phénomènes enchaînés conditionne *immédiatement* l'accès, conduit au seuil même de la convulsion paroxystique, de cette excitation pneumo-bulbaire dont nous venons de voir les causalités lointaines et profondes?

« Faut-il croire, écrit Layet dans le Dictionnaire de Dechambre, que la diminution nocturne du mouvement fonctionnel entraîne une surcharge urique chez les goutteux, une irritation réflexe du centre nerveux respiratoire dans les *accès d'asthme* et de laryngite striduleuse »…. On a dit également : pendant le sommeil les combustions organiques et les fonctions d'élimination sont ralenties, aussi l'intoxication de l'économie est-elle portée à son maximum. On s'explique ainsi pourquoi les crises d'asthme, de goutte, apparaissent de préférence la nuit (Pascault)…C'est la vérité ; mais, en ce qui concerne l'asthme, il n'y a qu'une part de vérité. Les données du problème sont autrement multiples, complexes, et de solution difficile.

L'accident pathologique n'étant, règle générale, que le phénomène physiologique réduit ou augmenté, il faut s'en référer avant tout à l'état fonctionnel normal de l'organisme qui dort. La physiologie vigile est autre que la physiologie morphéique. Deux phases vitales correspondent aux phases planétaires.

Dans le sommeil, les fonctions physiologiques se ralentissent, elles sont d'exercice entravé ; la veille, au contraire, est une période de libre exercice et d'activité. Sans entrer dans de trop longs développements, et à n'envisager que les seules modifications intéressant directement le spasme vago-bulbaire, voici la teneur physiologique du stade morphéique et les enseignements qu'on peut tirer de son étude.

La *température* du corps humain s'abaisse ; pour certains auteurs, Forel (de Lausanne) entre autres, le maximum d'abaissement se produit vers deux heures, trois heures du matin.

C'est également de minuit à trois heures du matin, d'après Haig, Schlemmer, que l'*alcalescence* et la *solubilité corrélative* de l'acide urique atteignent généralement leur minimum, d'où acescence exagérée, uricémie maxima et excitation consécutive des terminaisons nerveuses ou des centres nerveux. Les sécrétions et les produits d'élimination diminuent, les déchets s'accumulent. On peut dire, de ce chef, que le sommeil est une véritable intoxication « mineure ».

La *circulation* se ralentit, circulation générale, locale ; il y aurait, relativement une plus grande vascularisation périphérique(Mosso).Le pouls diminue de pression ; il diminuerait graduellement jusqu'à quatre heures du matin. D'après Sergueyeff, le sang, pour un organe pris isolément, ne changerait pas au point de vue quantitatif, mais au point de vue distributif; il y aurait des variations centro-périphériques, une interversion quotidienne des équilibres sanguins. Bouchard a démontré que, la nuit, le sang est plus toxique, les urines l'étant

moins ; par contre, chose importante en l'espèce, elles
sont plus convulsivantes qu'à l'état de veille. L'activité
de réduction de l'oxyhémoglobine présente son minimum.

D'intéressantes modifications se produisent du côté
de la *respiration*. Le mouvement respiratoire est moins
répété, moins énergique (Becquerel), l'air expiré moins
chargé d'acide carbonique (Proust) ; d'après Moleschott,
cette diminution tient non seulement à la dépression des
forces de l'organisme, mais encore à l'absence de la
lumière qui joue un grand rôle dans la quantité d'acide
carbonique exhalé. Le quotient respiratoire est donc
très amoindri. La valeur de l'inspiration moyenne se
réduit d'un dixième, et, chez l'homme, le type costal
prévaut sur le type abdominal (Mosso). Phénomène
important, véritable Cheyne-Stokes physiologique, la
respiration va s'affaiblissant surtout à certains moments,
puis reprend par des mouvements inspiratoires plus
énergiques.

D'autre part, étant données nos conditions d'habitat et notre mauvaise éducation hygiénique, nous
dormons dans un air plus ou moins confiné ; c'est, dans
une certaine mesure, le sommeil en vase clos, avec
diminution d'O et exagération de la tension de CO^2. Le
sommeil devient donc aussi, à proprement parler, une
asphyxie « mineure », et par des moyens hypo-phy-
siologiques normaux et par des moyens artificiels, d'ordre social. Enfin, qu'il y ait d'autres causes pathologiques surajoutées gênant l'hématose, passagèrement ou
chroniquement anoxhémiantes, — coryzas, laryngites,

bronchites, tuberculose de formes anatomo-cliniques variables, emphysème, scléroses, etc., etc., — l'asphyxie tend naturellement à augmenter. Et on sait combien la composition gazeuse du sang a d'influence sur les mouvements de la respiration, combien l'action du sang asphyxique en particulier se localise facilement dans les centres respiratoires, le défaut d'O excitant les centres inspirateurs, et l'excès de CO_2 les centres expirateurs (Bernstein). Vu sous un certain angle, l'accès d'asthme apparaît comme une véritable réaction de défense, sollicitée par la détresse respiratoire, à laquelle l'asthmatique répond avec son exagération coutumière.

Dans le domaine de *l'intestin* et du système *hépato-intestinal* se manifestent d'importantes modifications des phénomènes réactionnels provoquées par la digestion du repas du soir. J'ai indiqué plus haut la théorie de Huchard : l'asthme dyspnée d'auto-intoxication, dyspnée ptomaïnique nocturne, la toxhémie alimentaire immédiate se surajoutant à l'intoxication par désassimilation insuffisante et aggravant ses effets. Mais il y a autre chose encore que le poison alcaloïsant, autre chose que l'intoxication, il y a l'état fonctionnel de l'intestin lui-même, son réflexe autonome, normal, indépendant de toute substance toxique, celle-ci ne faisant d'ailleurs qu'exagérer celui-là, la cause associée à l'effet dans l'action dite « toxi-réflexe ». Or, pour Sergueyeff, dont il faut connaître l'ingénieuse et séduisante théorie de l'hyperesthésie morphéique des vagues, soit partielle, soit totale, le tiers supérieur de l'intestin grêle serait

hyperémié et plus actif pendant le sommeil, la partie
sous-jacente plus paresseuse (1). L'intestin est donc
plus excitable, et il peut être plus excité par le bol alimentaire, agissant mécaniquement ou toxiquement, et
on sait quels réflexes partent du carrefour intestinal,
remarquables par leur variété, — nasaux, cardiaques,
respiratoires —, et par une intensité que connaissent
bien les entéro-névrosiques par exemple ; intensité qui
va parfois jusqu'à la lipothymie, jusqu'à la syncope,
jusqu'à la mort même, si l'on en croit Lancereaux qui
accuse l'intestin de certaines morts subites nocturnes.

Le pouvoir excito-moteur de la *moelle* est augmenté,
car elle échappe totalement ou partiellement à l'action
antagoniste, modératrice, du cerveau. Certains animaux
dorment debout, des oiseaux dorment sur une patte,
les groupes musculaires, les nerfs moteurs et leurs centres correspondants associés pour cette position active
restant en véritable état vigil. On sait, d'autre part,
que certains centres sont plus particulièrement exci-
tables pendant le sommeil, le centre génito-spinal par
exemple. Pendant le sommeil, il y a anesthésie des
nerfs sensitifs et irritabilité des nerfs moteurs. C'est
ce qui se passe dans le sommeil chirurgical où l'on
admet généralement l'hyper-réflectivité de la moelle ;
des auteurs, Lannois entre autres, ont même noté la trépidation épileptoïde. Et l'anesthésie morphéique est
une anesthésie, au premier chef, naturelle. D'après
Schiff, à l'hyperémie vigile de la moelle répond son

1. Glénard admet en certains cas un mouvement hyperfonctionnel
du foie, sur le coup de deux heures du matin.

anémie morphéique. Anémie, hypotension, hyper-réflectivité, ce parallélisme dans le sommeil vient encore à
l'appui de la loi de pathologie générale, et peut-être
de physiologie générale, que j'ai formulée sous le nom
de « loi d'opposition » (1).

En somme, et pour schématiser, on peut admettre
les trois mécanismes types suivants :

1° Un mécanisme *hématique* pur chez les goutteux,
chez les uricémiques, par action directe sur le bulbe
ou sur les pneumogastriques.

2° Un mécanisme *anoxhémique* chez les emphysémateux, les grands emphysémateux surtout, chez les scléreux, chez certains tuberculeux, chez les adénoïdiens.
C'est finalement l'intoxication gazeuse par l'acide
carbonique avec l'hyperexcitabilité bulbaire consécutive.

3° Un mécanisme toxi-réflexe *intestinal*.

Chacun de ces mécanismes-types répond à une catégorie de malades, théoriquement bien définie. Chacune
de ces influences prises isolément est d'un déterminisme suffisant ; prises en bloc, elles agissent en bloc,
totalisant leurs effets. Cliniquement, le mécanisme le
plus fréquent est de type *mixte* par association et com-
binaison, variables suivant les cas, des éléments indiqués. Mais qu'il s'agisse d'acide urique, d'acide carbonique, ou de ptomaïne, on en revient toujours au
principe de l'intoxication, et la théorie de l'asthme en
général se retrouve dans l'accès lui-même. Et cet

1. Pression artérielle et réflexes rotuliens chez les asthmatiques.
Loi d'opposition. *Lyon médical*, 1903.

accès n'est, finalement, que la résultante de deux intoxications, l'une *légère* et *immédiate*, l'autre *massive* et *profonde*, la résultante d'une double hyper-réflectivité créée, chacune, par son intoxication causale propre. Encore une fois, on retrouve, dans l'accès, « asthme-conclusion », l'association de causalités diverses que j'ai signalées, chemin faisant, dans « l'asthme-prémisse » général.

L'intoxication, l'asphyxie, l'anesthésie exagèrent le pouvoir excito-moteur de la moelle ; le sommeil étant « intoxication, asphyxie, anesthésie » augmente donc, normalement, ce pouvoir excito-moteur. et ce maximum d'irritabilité de la moelle et du bulbe devra, naturellement correspondre au *maximum de sommeil*, *à ce stade de plus profond repos qui se réalise de minuit à trois heures du matin, en règle générale.*

Il y a donc, *physiologiquement*, dans le sommeil, une période critique d'excitabilité maxima, une heure plus spécialement convulsive, « spasmogène ». Cette période, cette heure, les individus normaux ne la sentent pas, n'en ont pas conscience, pas plus qu'ils n'ont conscience de leurs autres fonctions végétatives ; ils continuent à dormir, ou bien, s'ils s'éveillent, rétablissent rapidement par un état vigil approprié et temporaire l'équilibre un instant menacé ou déjà compromis. Mais les asthmatiques, nous le savons, ne sont pas des individus normaux ; ce sont des nerveux, des nerveux spasmodiques, leur réflexo-ataxie bulbaire n'étant que l'expression locale et la systématisation souvent transitoire de leur hyperexcitabilité générale. Nous avons vu de quelle façon disproportionnée ils réagissent sous l'influence de certaines excitations nasales, odeurs, parfums, poussières. Avec la même excitation, quantitative ou qualitative, l'individu normal n'éternue pas, ou éternue une fois, deux fois ; les asthmatiques répondent par 10, 20, 30 ou 50 sternutations spasmodiques. Ainsi agissent-ils dans le sommeil. D'une chose banale, ils font drame et tragédie ; ils transforment un incident physiologique en accident pathologique ; au lieu de s'éveiller dans une inspiration de défense strictement adéquate, ils s'éveillent en tétanisme inspiratoire, greffant de l'épilepsie sur une simple expansion motrice. Chez eux, le sommeil est l'étincelle qui allume l'incendie ou, si l'on veut encore, autre comparaison, la goutte d'eau qui fait déborder le vase. Ils ont raison de dénoncer une crise physiologique normale, ils ont tort de la souligner d'une façon anormale. Ils pèchent par excès.

Tel est le mécanisme vraisemblable de l'action du sommeil nocturne sur l'éclosion de l'accès d'asthme, mécanisme complexe, en somme assez obscur ; aussi complexe, aussi obscur que le sommeil lui-même, cette chose si simple en apparence qui a dérouté et déroute encore ses innombrables théoriciens, physiologistes et psycho-physiologistes.

Conclusions

Des pages qui précèdent on peut dégager les neuf conclusions suivantes :

1° *Toute intoxication, toute infection, toute auto-in-*

toxication peut directement, ou par le moyen d'un organe ou d'un système d'organes, produire l'asthme. Corollairement, *tout organe ou tout système d'organes,* quelle que soit l'intoxication ou l'infection sous-jacente, peut, par trouble *anatomique* ou *fonctionnel,* produire l'asthme. Intoxication et infection développent l'hyperexcitabilité générale, et celle-ci conditionne l'hyperexcitabilité locale, *pneumo-bulbaire* ou *nasale.*

2° *L'arthritisme,* — intoxication spéciale univoque ou synthèse d'intoxications par ingesta — reste le grand facteur de l'asthme. Le mécanisme pathogénétique de l'asthme arthritique est des plus variables. La *tuberculose* joue dans la production de l'asthme un rôle plus important qu'on ne le croyait autrefois, mais elle n'en est pas, tant s'en faut, le facteur essentiel, ni même le plus fréquent.

3° Etant donnée la multiplicité des causes qui l'engendrent, l'asthme n'est pas, ne peut être une entité nosologique. Il n'est pas une maladie ; il est un symptôme, un *syndrome,* et le plus souvent un *syndrome réflexe.*

4° *Il n'y pas d'asthme essentiel.* — Si l'on tient à conserver — à tort d'ailleurs — l'expression traditionnelle, ou l'expression d'asthme « franc », d'asthme « nerveux », il faut la rapporter d'une façon claire, ou sous-entendue, à l'asthme arthritique.

5° L'asthme par *névrite* existe, mais il est rare. Le type de beaucoup le plus fréquent est l'asthme par *névrose,* c'est-à-dire sans état lésionnel de la conductibilité nerveuse, par trouble purement dynamique, *fonc-*

tionnel. Mais cette névrose *est toujours symptomatique*.

6° *Toute dyspnée d'accès, avec bradypnée, accompagnée ou non de troubles sécrétoires*, est un asthme « *vrai* », quelle qu'en soit la cause originelle, et quel que soit le trouble de la conductibilité (anatomique ou fonctionnel).

7° *Il n'y a pas*, cliniquement, *de pseudo-asthmes*. Il ne faut donc pas dire « pseudo-asthme tuberculeux », « pseudo-asthme cardiaque », « pseudo-asthme brightique », etc., etc.; il faut désormais rapprocher le syndrome de sa cause originelle ou de son moyen pathogénétique présumé, organique ou fonctionnel, faire en un mot un diagnostic *étiologique* ou *pathogénique*, et dire carrément « asthme brightique », etc., comme on dit « asthme arthritique ». Il faut dire « asthme cardiaque », rénal, hépatique, « asthme gastro-intestinal», etc., comme on dit couramment « asthme nasal ».

8° Souvent l'asthme, malgré l'apparente unité du syndrome, n'est que le produit total de diverses causes associées.

9° Le mécanisme d'*un accès*, pris en particulier, est variable. C'est une question d'espèce. Il est le plus souvent, lui aussi, la résultante de plusieurs causalités.

DEUXIÈME PARTIE

TRAITEMENT

Rien n'est plus simple en apparence que le traitement de l'asthme et il n'en est guère de plus facile à schématiser : ventouses et morphine dans l'accès, iodure de potassium durant la période intercalaire. Beaucoup de médecins se contentent de cette double équation thérapeutique ; elle leur suffit pour tous les cas. D'autres, moins simplistes, accordent leur faveur systématique à l'arsenic, ou n'hésitent pas à l'alterner avec l'iodure, sous cette forme, par exemple : — iodure dix jours, arsenic dix jours, dix jours de repos, — et cette belle ordonnance symétrique se répand sur des mois et des mois, ou même des années. Parfois, au petit bonheur ou au hasard de précieuses combinaisons cueillies dans les formulaires, on associe KI avec tel ou tel médicament qui en augmente les effets ou en atténue les inconvénients. KI est-il mal supporté, on le remplace d'office par l'iodure de sodium qui prend rang, en sous-ordre, dans le *système* thérapeutique. Et il arrive enfin que les plus avisés fournissent quelques préceptes d'hygiène, physique, morale, un peu vagues d'ailleurs, généralement moins adéquats au cas particulier qu'à toute banale nervosité : hydrothérapie, exercice, distractions, etc., etc.

Tel est, en bloc, sauf quelques variantes, ce qu'on appelle communément *le* traitement de l'asthme. C'est le traitement « omnibus » ; tous les asthmes d'étiologie et de pathogénie si diverses, venus des quatre coins de la pathologie sont mis dans le même sac thérapeutique. Ce traitement réussit-il, tout est bien ; il est tombé à propos, a reconnu « les siens », et il dénonce plus de chance que de judicieux discernement. Echoue-t-il, on s'en étonne un peu, ou beaucoup, car on s'étonne toujours de l'échec d'une médication classique et d'une formule sacramentelle ; mais demain on recommence, et après-demain, et tous les jours c'est le systématique et rigoureux alignement du même traitement univoque.

Et le même esprit de systématisation, d'unification, qui prétend régir la thérapeutique de l'asthme en général, se retrouve dans chacune de ses formes cliniques. Prenons, par exemple, l'asthme « nerveux » ; celui-ci propose l'hypnotisme, celui-là la suggestion à l'état de veille, un troisième la persuasion, cet autre la pure pharmacopée anti-spasmodique, et chacun apporte à l'appui de sa thèse une statistique qu'il juge impressionnante, soit quelque vingt ou trente cas. Mais en asthme une statistique ne prouve rien, ne prouve que *in specie ;* sur des milliers de cas, il est toujours facile d'en trouver quelques-uns, ou un certain nombre, justiciables de ceci, de cela, d'autre chose encore, en un mot de tout moyen inventé ou inventable.

En réalité, il n'y a pas *le* traitement de l'asthme, *un* traitement de l'asthme ; il y en a dix, il y en a cent, il y en a mille, il y en a autant que d'asthmatiques. Je le répète, l'asthmatique est un individualiste à outrance ; il individualise son étiologie, sa pathogénie, sa symptomatologie, et il individualise sa thérapeutique dans sa période d'accès aussi bien que dans sa période intercalaire. Avec lui il faut tenir compte de tout: cause première, causes secondes, état somatique, dynamique, ambiance physique, morale, contingences sociales, familiales, professionnelles, régime, etc., sans parler de certaines réactions obscures ou de certaines particularités inattendues qui achèvent de lui constituer sa physionomie propre et le spécifient à fond, — et ce ne sont pas les plus petits détails qui ont le moins d'importance. Étant donnée la multiplicité des traits qui caractérisent ce visage pathologique, on peut convenir qu'il n'est pas deux asthmatiques qui se ressemblent, et par conséquent deux traitements qui soient identiques. C'est reconnaître par avance toutes les difficultés du problème à résoudre en certains cas, c'est dire quelle complexité et quelle délicatesse se cachent sous l'apparente simplicité d'une cure d'asthme.

Je n'ai pas l'intention de passer en revue toutes les médications de l'asthme et de me livrer au laborieux et stérile dénombrement de ses remèdes, ou soi-disant remèdes. Sous ce rapport, je me ferai un devoir d'être

incomplet. Ils sont innombrables, ils sont trop ; chaque jour en voit éclore de nouveaux, que le vent emporte, heureusement. Beaucoup sont inutiles, quelques-uns sont dangereux, et les plus notoires même,
les plus classiques peuvent devenir malfaisants par
leur emploi inopportun. Avant de connaître, par exemple, à quelles doses et avec quel médicament associé
on peut prescrire l'iodure, on doit savoir tout d'abord
s'il convient d'en donner, car il est de fréquentes contre-indications ; et il est plus utile d'être bien fixé sur
les indications cliniques de l'arsenic que d'en posséder
l'impeccable posologie.

Ce qu'il importe avant tout c'est d'avoir une méthode, une méthode clinique rationnelle, et cette
méthode rationnelle est asystématique, éclectique,
d'un éclectisme poussé jusqu'à ses dernières limites.
Le traitement doit être adéquat au seul cas, à l'individu ; il doit être « unitaire ». S'il n'est de science
que du général, il n'est d'art médical que du particulier. On ne traite pas un asthme arthritique comme
un asthme tuberculeux, un asthmatique goutteux
comme un asthmatique syphilitique, un rénal comme
un hépatique ou un intestinal, un asthme nerveux
comme un asthme lymphatique, un asthme chez un
fort comme un asthme chez un *faible*, un obèse comme
un maigre, un asthme de la puberté comme un asthme
de la ménopause, etc., etc. Et ce ne sont là que les
grandes lignes de la médication, les maîtres jalons
destinés à orienter le thérapeute ; il reste le travail
délicat des fiches individuelles à établir. Ce n'est pas

connaître la forêt que se borner à suivre la route qui
la traverse de bout en bout ; celui-là seul la connaît
à qui tous les chemins, tous les sentiers petits et grands
sont familiers. En asthme ce sont les petits sentiers
qui importent. Dans le vaste arthritisme, que de catégories, que de compartiments ? Que de formes cliniques dans l'asthme tuberculeux ? Que de nuances dans
l'asthme hépatique, rénal, ou cardio-hépatique, cardio-rénal ? Ce sont ces catégories, ces compartiments,
ce sont ces nuances qu'il faut connaître pour l'utile
déduction thérapeutique. Sinon c'est l'incertitude, c'est
l'erreur, c'est l'échec.

Avec cette méthode, la seule rationnelle, évidemment délicate et qui demande beaucoup d'expérience
et de doigté, je pose en principe que tout asthme *peut
et doit guérir*. J'entends l'asthme-névrose, fonction
d'intoxication, d'infection ou d'auto-intoxication, quelle
que soit la cause initiale, proche ou lointaine, quel
que soit le mécanisme pathogénique, c'est-à-dire la
très grande majorité des cas. J'en excepte l'asthme-
névrite, l'asthme de compression, certaines formes
cardio-aortiques, l'asthme chez les *grands* emphysémateux, et encore peut-on notablement soulager en
pareils cas. Tout asthme — ces réserves faites — qui
ne s'amende pas, ne guérit pas est un asthme insuffisamment soigné, ou mal soigné, par le médecin ou
par le malade. Qu'un médecin commette quelque
erreur thérapeutique, cela se voit (!) ; qu'un malade
frappe d'inutilité de judicieux conseils médicaux, cela
se voit plus souvent encore, trop souvent. Il faut l'in-

time collaboration des deux, intelligente direction médicale et parfaite obéissance à cette direction ; collaboration permanente, car une cure d'asthme est une question de temps, et une question de volonté, de ténacité. Elle est le fruit d'une longue surveillance, d'une discipline toujours en éveil. L'espoir qui rend l'effort joyeux doit aussi le rendre patient ; guérir est à ce prix.

Cette seconde partie se divise en trois chapitres :

1° Traitement causal et pathogénique de l'asthme pneumo-bulbaire ;

2° Traitement de l'accès pneumo-bulbaire ;

3° Traitement de l'asthme nasal.

CHAPITRE PREMIER

Traitement causal et pathogénique.

Ce qui fait la difficulté et l'intérêt de l'asthme c'est qu'il touche à toute la pathologie. C'est moins une affection proprement dite du poumon que *l'inscription locale* d'un état général, le réflexe « sur champ respiratoire » d'un trouble proche ou éloigné, interne ou périphérique. L'effet étant aux poumons, cherchez la cause, tel est le problème ; et cette cause peut être partout, comme nous l'avons vu, dans l'organisme tout entier, et dans ses milieux humoraux et dans chacun des organes ou systèmes d'organes. Cette cause intrinsèque, profonde, fondamentale, une fois mise en lumière, ce n'est qu'une partie du problème élucidée; il reste encore à chercher, s'il y a lieu, et à découvrir la cause extrinsèque, accessoire, dont l'ignorance ou la méconnaissance peut infirmer la thérapeutique en apparence la mieux déduite ; et cette seconde tâche n'est pas toujours la plus facile. C'est dire, en un mot, avec quelle méthode, avec quel soin, on doit conduire l'analyse de tel ou tel cas d'asthme. Un asthmatique étant donné, il faut se garder du trop classique et trop aveugle « réflexe de l'iodure » ou de l'arsenic ; il importe avant tout de l'interroger minutieusement, dans ses antécédents, dans les multiples *circumfusa* de sa vie sociale, et il importe de l'examiner des pieds à la tête. Ce minutieux interrogatoire et cet examen approfondi sont absolument nécessaires ; sinon, c'est courir les risques — les faire courir ! — d'une thérapeutique « au jugé », légèrement ou fâcheusement approximative. Que d'échecs, évitables, sont dus à des examens trop sommaires !

En dehors des habituels renseignements sur l'âge, sur le début des accidents, sur leur fréquence, leur durée, leur intensité, etc., voici, schématiquement, comment il convient d'examiner un asthmatique.

1° *Antécédents.* — a) Antécédents *héréditaires* d'abord. S'enquérir de l'asthme chez les ascendants, directs ou collatéraux, asthme type, ou asthme nasal, qui peut être de manifestations frustes, non négligeables pourtant. Recueillir tous les renseignements sur les stigmates diathésiques, et sur les maladies familiales, toxiques ou infectieuses.

b) Antécédents *personnels.* — J'ai dit quel rôle essentiel jouent les maladies toxiques ou infectieuses dans la production de l'asthme. Il faut les rechercher avec soin dans les antécédents personnels du sujet en observation. Qu'elles agissent à peu près immédiatement, ou à la longue, elles sont le point de départ du trouble nerveux, de l'hyperexcitabilité générale qui conditionne le spasme local, nasal ou broncho-pulmonaire. L'intoxication peut être causée par le surmenage physique, moral. Retenir enfin, dépendante ou non d'une maladie générale, telle ou telle affection pulmonaire qui a pu laisser un reliquat irritatif ou provoquer une certaine perturbation dans la physiologie de l'organe.

2° *Circumfusa*. — Je prends ce mot dans une très large acception, désignant ainsi toutes les contingences climatiques, hygiéniques, sociales, etc., etc.

On se renseigne sur le *climat*, marin, terrien. Dans ce dernier cas, montagne ou plaine ? Quel régime de sécheresse ou de pluie, quels vents dominent ? Ville ou campagne ?

Quelles sont les conditions hygiéniques particulières de l'*habitat ?...* État du sous-sol ; voisinage d'arbres (platanes, acacias, tilleuls, etc., etc.), ou de plantes asthmogènes ; aération intérieure, surtout de la chambre à coucher.

Quelle est la *profession ?...* Expose-t-elle à de patentes ou à de sournoises intoxications, ou encore à des poussières, à certaines odeurs classiquement asthmogènes ? Est-elle une occasion de surmenage, général, respiratoire ?

Il ne faut pas craindre d'interroger le malade — avec tout le tact désirable, cela va de soi — sur son *état moral*, sur sa psychologie apparente ou intime, sur ses tares, ses impulsions, etc., etc... A-t-il des tracas d'affaires, des soucis, des chagrins domestiques ? Prendront-ils fin bientôt, ou menacent-ils de s'éterniser ? Questions importantes ; j'ai souvent vu l'asthme éclater au milieu de peines morales, et la thérapeutique échouer en tout ou en partie tant que duraient ces peines. C'est un coin psychique à ne pas négliger, un jardin secret où il faut savoir entrer, dans l'intérêt même du malade. D'une confession bien guidée et bien faite dépendent l'appréciation causale et l'opportune thérapeutique.

3° *Régime*. — C'est une question des plus importantes, à élucider dans ses moindres détails. Combien de repas par jour, et quelle en est la composition chaque fois ? Mange-t-on beaucoup de viande, beaucoup de pain ? Vite ou lentement ? Que boit-on aux repas ? Beaucoup de vin ? Quel usage ou quel abus du café, du thé ? A-t-on l'habitude des apéritifs, des digestifs, et dans quelles proportions ?... Se méfier de l'alcoolisme bourgeois, sous toutes ses formes, même les plus élégantes.

On le voit, avant d'arriver à l'examen somatique du sujet, les questions à poser sont nombreuses ; et ce serait une erreur de croire que la plupart sont oiseuses, et qu'un tel préambule est inutile. Quand on songe aux bizarreries étiologiques chez certains asthmatiques, et qu'il suffit parfois de modifier ceci, ou de supprimer cela, pour soulager ou guérir sans le secours de la pharmacopée, on finit par apprécier à sa juste valeur tel ou tel détail estimé *à priori* trop mince et dédaigné. Un interrogatoire aussi minutieux répond donc à de réels besoins cliniques et non au pointilleux désir de créer d'inutiles difficultés.

4° *Examen du malade*. — On commence par examiner le nez dont on essaiera la réflectivité locale, la gorge, l'arrière-nez ; puis on ausculte les poumons avec le plus grand soin. Les troubles de l'appareil respiratoire sont-ils positifs, suffisants pour établir un diagnostic, il faut malgré tout continuer son investigation, car nous connaissons l'association fréquente des causalités asthmogènes; *à fortiori*, bien entendu, si le champ respiratoire est muet.

Passer au système cardio-artériel. A partir de quarante ans, interroger surtout l'aorte, surprendre à son début la moindre altération du deuxième bruit. Chercher l'artério-sclérose et mesurer la tension.

C'est le tour de l'appareil digestif. Examiner surtout le foie. Est-il sensible, douloureux, congestionné, hypertrophié, et dans quelles proportions ?... Quel est l'état de l'intestin ? Constipation ou diarrhée ? Entéro-névrose antérieure ou actuelle ? Quelles probabilités d'auto-intoxication ?

Apprécier le fonctionnement rénal. L'analyse qualitative des urines — sucre, albumine — est indispensable, et il est encore mieux de faire procéder à une analyse complète; la teneur en urée, en acide urique, en sulfo-conjugués, en principes minéraux, peut fournir d'intéressantes indications thérapeutiques... Se renseigner sur le débit urinaire pendant les crises; urine abondante et claire, ou rare et trouble? Suivant le cas, la médication se modifie pendant cette période.

Ne pas négliger l'état de la peau : eczéma, psoriasis, cicatrices, reliquats spécifiques, etc. Est-elle sèche, rugueuse, respirant mal? Est-elle sensible au contact?

Enfin il pourra être utile d'examiner les organes génitaux, surtout chez la femme. Elle peut avoir une rétro-version, une rétro-flexion, un fibrome, etc., etc. On lui a demandé par avance si la menstruation persiste, si elle est régulière, abondante ou non, et quelle relation habituelle il y a entre l'apparition des époques et l'apparition des accès d'asthme.

Bref, on le voit, c'est un examen sérieux, complet approfondi, et c'est alors seulement, à cette condition, qu'on a le droit de conclure à un des diagnostics suivants : asthme neuro-arthritique, nasal, asthme tuberculeux, asthme dyspeptique, asthme cardio-aortique, asthme brightique, asthme génital, etc. Et sur ce diagnostic précis s'édifie la thérapeutique rationnelle.

D'une façon générale, on peut dire que le traitement doit être : — a) *Causal*. Il faut s'attacher à combattre et à supprimer la cause première, l'intoxication, l'infection, ou l'auto-intoxication originelle. — b) *Pathogénique*. La cause première est ancienne, elle a eu le temps d'agir longuement, d'altérer tel organe ou telle fonction, et cette altération organique ou fonctionnelle, cette « maladie » devient la cause seconde, le moyen pathogénique. C'est ce moyen qu'il faut attaquer, traiter à son tour, la cause originelle disparue ou réduite à l'impuissance. — c) *Anti-spasmodique*. De même que la cause seconde survit à la cause première, de même le spasme local, broncho-pulmonaire, peut survivre à la cause seconde disparue, maladie organique ou fonctionnelle. Il persiste comme une « habitude » vicieuse de réflexo-ataxie pneumo-bulbaire. Parfois le traitement anti-spasmodique passe d'emblée au premier plan, chez certains neuro-arthritiques par exemple,

quand l'intoxication arthritique et le moyen pathogénétique somatique semblent pour ainsi dire faire défaut, ou sont réduits à leur minimum. Pratiquement,
en pareils cas, on peut les passer sous silence, et la
thérapeutique les ignorer.

Besoin est donc, le plus souvent, de sérier les traitements, de les hiérarchiser. Et il faut savoir adapter
la médication non seulement à la variété causale, mais
encore aux divers types cliniques de cette variété, et
pour chacun de ces types mêmes à l'évolution prévue,
pour un temps donné, de l'affection spasmodique. Il y
a là une question d'opportunité thérapeutique, basée
sur la causalité, sur le type clinique, sur le temps d'é-
volution, parfois des plus délicates à apprécier. Opportunité nécessaire au succès final de la cure, et qui comporte une surveillance active du malade qu'il faut
avoir « en mains », des examens répétés, et de fréquentes modifications, légères ou profondes, dans la médication. Conseils à distance et traitements à longue
échéance ne valent habituellement rien chez les asthmatiques.

Étudions maintenant, suivant le plan causal et pathogénique, la médication propre à chacune des grandes variétés cliniques. Thérapeutiquement, elles offrent
de notables différences et certains points de ressemblance. Il est tout d'abord facile de conclure à leur
commune prophylaxie générale, étant donnée leur
commune origine, toxique, infectieuse, et il importe,
avant toute autre précaution, d'éviter les intoxications et les infections, dans la mesure où elles sont

évitables, professions, hygiène individuelle, contagion, etc.

§ I. — ASTHME NEURO-ARTHRITIQUE

L'asthme neuro-arthritique est le plus important par
sa fréquence, et, j'ajoute, le plus intéressant par la
variété de ses types cliniques et la délicatesse d'appréciation de ses nuances thérapeutiques. C'est en sachant
bien le connaître et bien le traiter qu'on arrive au
judicieux traitement des autres formes causales ou pathogéniques ; simple question de plus ou de moins et
d'éclectique appropriation.

Voyons d'abord les principes généraux d'hygiène et
de thérapeutique dont est justiciable l'asthmatique
« idéal », pourrait-on dire, réservant leur application
particulière à certains types plus spéciaux, assez nettement définis, et qu'il importe de bien connaître.

Climatothérapie. — Au point de vue climat on ne
peut donner que des conseils très approximatifs, souvent d'ailleurs démentis par les faits, et, pratiquement,
rien ne prévaut contre l'expérience personnelle du
sujet. Règle générale, on doit défendre le séjour au
bord de la mer, de l'Océan surtout. Le climat marin
est excitant, et les asthmatiques sont déjà trop largement excités. Pas de bains de mer, sauf exceptions
indiquées plus loin. La Méditerranée est mieux supportée que l'Océan et la Manche.

Les trop hautes altitudes, — au-dessus de 1500 mètres — sont défavorables ; au-dessous l'indication varie suivant le degré d'emphysème. Théoriquement, le meilleur habitat climatique est d'altitude moyenne, ni trop chaud ni trop froid, ni trop sec ni trop humide, à l'abri des vents violents, de sous-sol très perméable.

La ville est-elle préférable à la campagne ? Certains auteurs le prétendent, et peut-être ont-ils raison en ce qui concerne les formes nasales. Tout dépend d'ailleurs de la ville, de sa position géographique, de sa situation près des fleuves, de ses brouillards, de ses fumées usinières, etc., etc.

Ville ou campagne, il est élémentaire d'éviter les endroits où l'on prend habituellement des accès. Il faut les éviter au moins pendant la période de traitement, pendant la cure ; plus tard, les affronter de nouveau sert de pierre de touche à la guérison. Il est souvent difficile de savoir pourquoi tel lieu est asthmogène pour un individu donné ; c'est parfois une action « de bloc » ; d'autres fois, une analyse minutieuse, ou simplement le hasard, fait découvrir, au milieu de tant d'autres, l'humble cause coupable de tout le mal. Supprimée la petite cause, supprimé le grand effet. Un de mes clients, industriel, ne pouvait séjourner dans une grande ville du centre sans y être en proie à des accès formidables, malgré l'emploi de cigarettes réputées, des bromures et des iodures préventifs. Il m'a suffi de lui interdire les copieux repas du soir arrosés de champagne — nécessaires à ses affaires ! — pour lui rendre désormais habitable la ville fatale. Un autre était sur le point de vendre une propriété de

famille où il passait quelques semaines de la belle saison, et à laquelle il tenait beaucoup, mais dont le séjour était troublé par de fréquents accès ; au dernier
moment il lui suffit, pour retrouver le repos, de faire
arracher une énorme glycine qui enguirlandait la
grille de son jardin. Par renseignements ou sur place,
c'est une expertise médicale à bien conduire.

On nous demande parfois : « Où faut-il passer l'hiver, où faut-il passer les vacances d'été » ? Il importe
d'être assez réservé dans ses indications et de ne rien
trancher sans appel, du haut de considérations théoriques. Ne pas craindre au contraire d'exposer au malade la part d'aléas que comporte le conseil donné.
C'est une question de tâtonnements, bien souvent.
Certains asthmatiques sont obligés de chercher longtemps avant de trouver la région, la ville ou la
campagne, qui leur conviennent, heureux que leur
indépendance ou leur situation de fortune leur per-
mette ainsi la recherche du bonheur relatif, rarement
absolu. D'autres, après des années de lutte, sont obligés de fuir leur ville, leur pays, et d'abandonner leurs
intérêts, leurs affaires, ou de les porter ailleurs. Il
faut se souvenir des bizarreries de toute espèce propres aux asthmatiques. Quelques-uns se trouvent admirablement bien dans les plus étranges conditions
d'habitat, au point que certains thérapeutes avisés
recommandent le séjour dans les étables ! En asthme
rien n'est impossible, mais ces cures stabulaires, qui ne
sont d'ailleurs pas à la portée de tout le monde, me
paraissent d'efficacité bien problématique.

Que faire contre les brusques variations de température ? Les éviter dans la mesure du possible... Que faire contre les brusques variations de pression ? Rien, que les subir, en attendant le bénéfice de la thérapeutique rationnelle qui triomphera, en tout ou en partie, de cette hypersensibilité barométrique.

Hygiène. — Dans l'asthme, comme dans tout nervosisme en général, c'est une question importante que l'hygiène *physique* et *morale*.

Les asthmatiques neuro-arthritiques, jeunes ou d'âge mûr, doivent éviter la sédentarité et s'attacher à vivre autant que possible de la vie au grand air. Tous les sports leur sont favorables, à condition bien entendu de ne point aboutir à la fatigue, cause d'accès, ou au surmenage, générateur lui-même d'asthme, par le mécanisme de l'intoxication. Qu'il s'agisse de marche, d'équitation, de bicyclette, d'automobile, de canotage, de chasse ou de jeux sportiques divers, il est une question d'usage, de dose — vitesse, durée, etc., — que le médecin réglera avec soin sur chaque individu. Il en est de même de la gymnastique avec agrès, de la gymnastique suédoise, ou de la gymnastique respiratoire. Ce n'est pas en se claustrant, ni en s'accotant au feu, que ces asthmatiques évitent leurs accès ; au contraire. Les précautions à prendre l'hiver pour les emphysémateux et bronchiteux ordinaires ne sont pas applicables aux asthmatiques, à moins, naturellement, qu'ils ne soient en même temps affectés de catarrhe et d'emphysème. Et même, en ce dernier cas, doivent-ils s'efforcer de s'acclimater, prudemment, aux changements de température.

Il convient d'éviter les professions exposant aux poussières, animales ou végétales, aux odeurs violentes, à certains parfums pénétrants ; j'ai vu des asthmatiques être obligés de renoncer à leur profession, qui avait fini par devenir insupportable et constituer un véritable danger. Il tombe sous le sens que ces poussières, ces odeurs, ces parfums, même extra-professionnels, seront également évités avec soin. Il faut fuir le danger occasionnel comme le danger permanent. Sous ce rapport, chaque asthmatique choisit son hygiène particulière dans l'hygiène générale, soit spontanément, par fâcheuse expérience personnelle, soit sur l'invitation éclairée du médecin. J'en dis autant de la fréquentation de certains endroits clos, mal aérés, poussiéreux, enfumés : théâtres, cafés, bibliothèques, etc.

Chez lui, l'asthmatique a besoin de pièces larges, hautes, bien aérables, surtout la chambre à coucher où il dormira seul autant que possible. J'ai souvent conseillé le régime de la fenêtre ouverte, la nuit, et n'ai eu qu'à me louer des résultats obtenus. Et c'est parce que les asthmatiques ont besoin d'air, ont besoin surtout d'une parfaite hématose, et qu'il faut les soustraire à l'intoxication par CO_2 qui semble finalement conditionner l'accès, c'est pour cela que je suis partisan systématique des libérations nasales, naso-pharyngiennes, pharyngiennes, même en dehors de tout postulat étiologique. Qu'on commence par assurer au sujet la respiration physiologique normale.

Au point de vue *moral*, la vie de l'asthmatique doit être méthodique et calme ; méthodique, par le judicieux emploi du temps et l'heureux mélange des occupations et des distractions ; l'oisiveté est néfaste, car elle permet trop la suggestion, la méditation, la « couvade » de son propre mal. Mais pas de surmenage cérébral, pas de tracas d'affaires ; et surtout pas de peines dépressives, pas de chagrins intimes, domestiques ou autres. Il faudrait que l'asthmatique vécût dans une atmosphère de contentement. Il n'en est pas toujours ainsi malheureusement, et en pareils cas le médecin est souvent impuissant, ne pouvant rien, ou à peu près, sur la cause première. Evidemment il aura de réconfortantes paroles, saura en appeler à la résignation, à la sereine philosophie, à l'énergie, faire en un mot de la « médecine d'âme », mais cette psychothérapie vaudra ce que vaut la volonté du malade. Parfois nous sommes plus puissants, nous allons plus loin, car on nous invite expressément à arranger ou à trancher *de plano* certains conflits moraux, et ce rôle de conciliateur écouté ou de suprême juge, pour si flatteur qu'il soit, n'est pas toujours des plus faciles et des plus agréables à remplir.

Est-il besoin de défendre toute intoxication artificielle, de prémunir contre la triste passion de la morphine, de la cocaïne, de l'éther, etc., etc. ? Quant au tabac, l'asthmatique a intérêt à fumer le moins possible, et parfois à ne plus fumer du tout. Au point de vue génésique, il doit être sobre.

C'est de bonne hygiène prophylactique chez les femmes de régulariser la menstruation s'il y a lieu, ou de

la rendre plus abondante si elle apparaît insuffisante.
On peut rendre ainsi de réels services. J'ai déjà dit aux
pages précédentes que, dans le plus grand nombre des
cas, l'asthme neuro-arthritique ne constituait pas une
contre-indication au mariage, et pas davantage à la
maternité.

Hydrothérapie. — L'hydrothérapie est d'un emploi
très fréquent et très utile. Bottey surtout en a vanté
l'efficacité.

La douche *chaude* est d'une indication un peu spéciale sur laquelle je reviendrai plus loin. — La douche *froide* a parfois l'inconvénient de provoquer un
accès, ou sur-le-champ, ou quelques moments après,
par défaut de « réaction ». Bien tolérée, son action per-
turbatrice est des plus salutaires. — La douche *écossaise* est, à mon avis, la méthode de choix, et je partage
les préférences de Brissaud. Elle est moins brutale
que la douche froide et n'a pas ses surprises dyspnéiques. Je la formule habituellement ainsi : jet chaud,
38°, pendant deux minutes, jet froid pendant vingt secondes. Le jet chaud doit être suffisamment percutant,
surtout sur le thorax, en avant et en arrière ; le jet
froid doit être brisé et enveloppant ; le premier constitue surtout une douche locale, appliquée à l'appareil
respiratoire, le second est une douche générale qui
s'adresse à tout le système nerveux. On en prend dix,
quinze, vingt de suite ; on interrompt quelque temps,
puis on recommence une nouvelle série, quels que soient
l'état de la température et la saison, pourvu qu'on ne
soit pas trop près d'une crise ou d'un reliquat bron-

chitique laissé par elle. — Je ne vois aucun avantage à la douche *en pluie,* à la douche *circulaire*, à la douche *alternée*, celle-ci trop longue et exposant aux refroidissements. Parfois on peut employer la douche chaude rapidement dégradée jusqu'à *tiédeur*, quand la douche écossaise est mal acceptée.

A défaut de douches, on conseillera les *bains*, qui seront tempérés — 35° environ, — de courte durée — un quart d'heure à vingt minutes, — et non quotidiens — deux ou trois par semaine. Ils ont l'avantage d'être assez sédatifs et d'assurer le bon fonctionnement de la peau, ce qui est important dans l'asthme.

Pour une raison ou pour une autre, le malade ne peut-il prendre ni bains ni douches, qu'on ordonne des *frictions* légèrement alcoolisées — eau de Cologne, eau de lavande dédoublée, etc., — matin ou soir, ou matin et soir. Elles seront générales, rapidement et énergiquement faites, ou limitées au buste et plus spécialement au thorax. Je les conseille souvent et les faits presque toujours précéder d'un peu de *massage* méthodique, tel que tapotage, pétrissage superficiel ou profond suivant les cas.

L'usage quotidien de l'*éponge* tiède ou froide, ou du *tub* tiède ou froid — froid surtout — est des plus recommandables. Le tub devrait faire partie intégrante de la toilette matinale d'un asthmatique.

Cure hydro-minérale. — Parmi les cures thermales qu'on peut utilement conseiller aux asthmatiques figure au premier rang le Mont-Dore qui résume à lui seul les indications hydro-minérales de l'asthme neuro-arthritique, *dans toutes ses formes cliniques*. Pour ne citer que des auteurs français, Germain Sée, Jules Simon, Landouzy, Brissaud, Huchard, Grasset, G. Lyon, etc., en parlent avec éloge dans leurs ouvrages, ou l'indiquent comme d'un emploi classique et justifié dans la thérapeutique. « Chez les neuro-arthritiques, dit Brissaud, la cure du Mont-Dore exerce une action remarquablement sédative sur toutes les manifestations de l'asthme broncho-pulmonaire. » Et Landouzy écrit : « C'est en raison des heureux effets de l'association du médicament hydro-minéral et de l'altitude du Mont-Dore que, depuis si longtemps j'enseigne ne pas connaître pour les asthmatiques de meilleure médication, en tout cas de médication plus désirable. » Ces arguments d'autorité joints aux arguments péremptoires tirés des faits cliniques, les premiers ne faisant d'ailleurs que souligner les seconds, établissent quelle place importante tient le Mont-Dore dans l'outillage médical anti-asthmatique.

Le Mont-Dore a une action triple :

1° Une action générale, anti-diathésique, anti-arthritique due à l'eau ingérée. Du cinquième au huitième jour s'opère une décharge abondante d'urates et d'acide urique ; c'est la « semaine des sables ». Vers le dixième, douzième jour, commence à s'atténuer cette hépatalgie légère que j'ai signalée chez un certain nombre d'asthmatiques, hépatalgie qui disparaît vers le dix-huitième jour environ, ou peu de temps après la cure.

2° Une action locale, détersive et sédative, essentiellement anti-spasmodique, par les vapeurs chimiquement médicamenteuses de ses salles d'inhalation.

3° Une action d'altitude — 1.052 mètres, — dont on connaît les effets respiratoires et les effets généraux sur la nutrition.

Réunissant donc les qualités requises de la thérapeutique rationnelle, — causale, pathogénique, anti-spasmodique, — le Mont-Dore peut et doit être considéré comme un médicament très spécial, sinon spécifique, de l'asthme neuro-arthritique. Deux, trois ou quatre cures *consécutives* sont nécessaires pour un effet durable ou définitif. J'insiste sur le mot « consécutives » (1).

Régime. —· Nous savons quel rôle joue l'alimentation — suralimentation, alimentation vicieuse — dans la production de l'arthritisme ; c'est prévoir l'importance considérable du régime chez les arthritiques, et par contre-coup chez les asthmatiques. Voici les indications d'ensemble que l'on peut donner, sous réserves

1. L'eau du Mont-Dore est gazeuse, bicarbonatée mixte, arsenicale faible, ferrugineuse et fortement siliceuse. Je ne veux pas m'étendre sur son action physio-thérapeutique, mais je ne crois pas, pour ma part, que ses effets si remarquables dans l'asthme neuro-arthritique soient dus uniquement, et même surtout, à la présence de l'arsenic. Non pas en raison de sa faible teneur, puisque certains auteurs s'en autorisent au contraire pour admettre une plus grande énergie, — hypothèse défendable au point de vue ferments métalliques, dosimétrie — mais simplement à cause des faits cliniques suivants. J'ai vu fréquemment des asthmatiques inutilement traités par les classiques méthodes arsenicales, sous toutes formes et toutes doses, s'améliorer rapidement et guérir au Mont-Dore. Il y a donc autre chose. C'est d'ailleurs une grosse erreur de croire que l'arsenic convient à toutes les variétés d'asthme. « Il n'exerce que peu d'action sur l'asthme essentiel typique », dit Brissaud. C'est absolument mon avis.

bien entendu des indications particulières variables
suivant l'idiosyncrasie du sujet. Je connais des asthmatiques qui ont des accès par l'ingestion de l'oignon,
de l'ail, de la moutarde, employés même à dose minime
dans les sauces, du vin rouge même dilué. On a cité
d'autre part des cas d'intolérance remarquable pour
les œufs. Il est évident que l'empirisme qui les défend
a raison contre la théorie qui les permet ou même les
recommande, et qu'il faut commencer par supprimer
ces poisons asthmogènes idiosyncrasiques.

1° *Aliments d'origine animale.* — L'asthmatique sera
sobre de *viande* et n'en mangera qu'une fois par jour,
à midi de préférence. Toutes les viandes sont permi-
ses : bœuf, veau, mouton, porc, volailles diverses, etc. ;
mais dans ces animaux sont absolument défendus certains organes spécialisés, tels que cervelle, foie, rognons,
thymus (ris de veau), qui sont trop riches en purines
et finalement en acide urique. Viande rouge ou viande
blanche sera rôtie ou grillée, sans sauces. Pas d'extrait
de viande. Peu de *charcuterie ;* peu de *gibier*, gibier à
plumes plutôt que gibier à poils. Pas de venaison.

Peu ou pas de *poissons de mer ;* pas de coquillages,
de moules, peu d'huîtres. On usera des *poissons d'eau
douce* comme de la viande, une fois par jour. Pas de
crustacés, et surtout pas de laitances, très productrices
d'acide urique (Minkowski).

Les *œufs* peuvent être employés sous toutes les formes ; ils n'augmentent pas l'excrétion urique, sauf
dans le cas de quantités excessives. Il faut autant que
possible varier leur préparation culinaire : œufs à la

coque, au miroir, béchamel, œufs farcis, œufs à la crème, œufs brouillés, omelettes diverses, etc., etc.

Le *lait* et surtout les *laitages* sont à recommander. On peut faire usage de *fromages* frais, de fromages « doux » ; pas de fromages fermentés. Qu'on emploie largement le *beurre*, comme toute matière grasse animale et végétale du reste, à condition qu'elle soit bien digérée.

2° *Aliments d'origine végétale*. — On usera à volonté de l'alimentation *hydro-carbonée* dans la mesure des besoins individuels. On pourra donc conseiller les *féculents*, les *sucres*, les farines, le riz, les pommes de terre sous toutes les formes. Quant au pain on en abuse généralement en France, où on le considère comme un simple et obligatoire « accompagnement » du repas, mais qui ne compte point dans l'alimentation, ce qui est une grave erreur. Préférer le pain blanc moins riche en purines. Employer les soupes de pain, ou pain et légumes, et s'abstenir des *bouillons* chargés de composés xantho-uriques et de toxines.

Certains *légumes* sont à rayer systématiquement de l'alimentation : ce sont les haricots, les pois, les fèves, les lentilles, dont la teneur en purines est considérable. Qu'on soit sobre de tomates et d'oseille. Tous les autres légumes sont permis : artichauts, choux-fleurs, céleris, choux, asperges, etc., etc. ; salades diverses, crues ou cuites.

On s'abstiendra avec soin du cacao, du chocolat qui seraient, d'après Armand Gautier, de redoutables pourvoyeurs d'acide urique.

Fruits à volonté, crus ou cuits, compotes et confitures. Autant que possible on sera sobre de *condiments*.

3° *Boissons*. — La boisson de choix est l'eau pure. On peut permettre le vin rouge léger, et surtout le vin blanc, l'un et l'autre largement dilués. A défaut, une bière légère.

Défense absolue d'user régulièrement d'apéritifs, de liqueurs diverses, de vins généreux. On sera très modéré dans l'usage du café et du thé.

Telles sont les prescriptions générales dans lesquelles on puisera pour les cas particuliers. Dans la pratique courante, pour un asthmatique « ordinaire », je me borne à conseiller le facile régime qui suit :

Petit déjeuner: soupe de pain et légumes, ou café au lait.

A midi : hors-d'œuvre, un plat de viande, un plat de légumes, desserts variés, pain modérément. — Manger lentement, bien mastiquer. — Eau rougie. — Peu ou pas de condiments.

Le soir : un léger potage au lait — pain ou pâtes de préférence, — un œuf *ou* un légume peu abondant, un fruit. Très peu de pain.

Ce régime quotidien est suffisant dans la plupart des cas. Il combat la diathèse causale et il diminue ou fait avorter l'accès nocturne si souvent appelé par le repas trop copieux du soir. C'est donc un régime à deux fins, anti-diathésique et anti-dyspnéique, visant la cause et l'effet. Un asthmatique devrait se coucher le ventre vide ; quelquefois cet idéal s'impose, dans ce cas on prend un five o'clock substantiel. Il va de soi que ce régime doit s'adapter aux fatigues du sujet ou à ses heures de travail ; s'il travaille la nuit, par exemple, le repas principal aura lieu le soir.

Et en même temps, j'appelle l'attention du malade sur les garde-robes qui doivent être régulières, quotidiennes. Et malgré cette régularité quotidienne, je conseille toujours *chaque mois*, systématiquement, une purgation légère, saline de préférence, qui sert de balayage, de « ramonage » intestinal. Ce jour-là diète relative.

Médicaments. — Hygiène, hydrothérapie, cure hydrominérale, régime constituent l'armature essentielle du traitement de l'asthme neuro-arthritique sans complication et sans indications spéciales. Avec les sujets de cette catégorie, il faut user sobrement, très sobrement de la pharmacopée ; j'ai vu des asthmatiques littéralement intoxiqués par un ou plusieurs médicaments donnés hors de proportion ou hors de propos, et le soulagement de la maladie commençait avec la suppression des remèdes. On ne doit donc pas prescrire d'office tel ou tel médicament, parce que « c'est l'habitude », mais prescrire la main forcée, pour ainsi dire d'urgence, lorsque les précautions sus-indiquées auront été démontrées ou préjugées insuffisantes. Alors seulement on a le droit de faire appel à l'*iodothérapie* (iode, iodures, iodiques).

Le médicament le plus représentatif de la thérapie iodée, depuis longtemps classique, est l'*iodure de potassium*, utilisé empiriquement en Amérique (elixir de Green), introduit en France par Trousseau, préconisé par Jaccoud et surtout Germain Sée qui en vulgarisa l'emploi et s'efforça d'en préciser les indications.

Pour G. Sée, l'iode et les iodures constituent des moyens à la fois respiratoires, bulbaires et hypersé-crétoires. A ce titre multiple, ils présentent une telle supériorité que l'iodothérapie doit être considérée comme la médication curative non seulement des accès mais de la névrose asthmatique tout entière. Il fait de l'iode un hypersécréteur bronchique, ce qui est admis par la majorité des auteurs, un anti-dyspnéique ner-veux périphérique et un anti-dyspnéique comme oxydant du bulbe (?), double assertion assez contestable au moins comme mécanisme proposé.

L'action physiologique des iodures et des iodiques est variable suivant qu'on expérimente avec des doses toxiques ou des doses médicamenteuses. Et à propos de ces dernières l'accord est loin d'être fait, certaines expériences sont contradictoires, beaucoup de points sont encore obscurs et rectifiables, et, si la thérapeuti-que rationnelle se base sur la détermination précise des indications et des contre-indications, le champ est encore vaste du pur empirisme clinique. Voici, tirée des dernières études de G. Pouchet, la compréhension générale, actuelle, du mode d'intervention de ces mé-dicaments (1).

Iodures et iodiques exercent une action :

1° *Sur le tissu lymphoïde* qui est énergiquement sti-mulé et d'une façon utile avec des doses faibles et pen-.

____

1. G. Pouchet. *L'iode et les iodiques*, 1906.

dant un temps assez court. Avec des doses fortes ou trop longtemps prolongées, on obtient une leucocytose abondante qui peut s'accompagner de phénomènes de transsudation et d'œdème ;

2° *Sur la nutrition* dont les processus intimes reçoivent une suractivité remarquable, comportant une notable augmentation des échanges et de la désassimilation. La désintégration de la molécule albuminoïde s'opère plus facilement et augmente constamment l'azote urinaire total. Les combustions s'effectuent d'une façon plus complète dans l'organisme en même temps qu'il se produit un véritable drainage des tissus, et un désencombrement accompagné de fluidification des exsudats. Enfin il y a habituellement augmentation du quotient respiratoire ;

3° *Sur la circulation*, en vertu de phénomènes très complexes, d'analyse souvent contradictoire, qui commandent finalement l'abaissement de la tension sanguine et modifient le myocarde soit directement, soit en diminuant le travail du cœur ;

4° *Sur la respiration*, par un triple mécanisme. — *a*) L'hypersécrétion bronchique consécutive à l'hyperémie transsudative a pour conséquence la liquéfaction des exsudats visqueux et leur plus facile expulsion, d'où plus active pénétration de l'air dans l'appareil respiratoire et plus actifs échanges gazeux. — *b*) Plus grande activité de la circulation intra-pulmonaire et par suite résolution des stases veineuses avec élargissement du champ respiratoire. — *c*) L'activité imprimée à la circulation et aux échanges gazeux diminue la proportion relative de CO² contenu dans le sang, d'où résulte une diminution de l'influence excitante exercée par le sang sur le bulbe. Cette influence eupnéique sur le bulbe est donc indirecte, et non directe comme l'admet G. Sée ;

5° *Sur les sécrétions et les excrétions*, par hypersécrétion de la plupart des glandes (salivaires, buccales, nasales, lacrymales), et *sur le système nerveux*, mais indirectement par modifications circulatoires, sauf en ce qui concerne l'expérimentation expérimentale chez les animaux.

Notons que l'iode s'accumule dans le foie et dans les reins. L'acidité du tissu rénal favorise le dégagement de l'iode des iodures, il se produit assez fréquemment une action offensive caractérisée par un certain degré de néphrite. Les femmes et les enfants se montrent particulièrement sensibles à cette influence (G. Pouchet).

De cette action physiologique générale on peut tirer les trois conclusions suivantes qui dominent les indications et la posologie des iodures et des iodiques :

1° S'assurer d'abord de la parfaite intégrité organique et fonctionnelle du foie et des reins. Donner de petites doses chez les femmes et les enfants ;

2° Les conditions idéales d'indication sont représentées par un pouls normal, même un peu fort, par une nutrition générale ralentie, par un état local bronchitique. La thérapie iodurée réalise alors un type de médication pathogénique (anti-arthritique) et de médication locale eupnéique. Une seule indication suffit pour en justifier l'emploi, mais qui sera, de ce chef, plus limité et plus discret ;

3° Ne pas donner de fortes doses ni continuer trop longtemps l'usage de l'iodure.

Avec de trop hautes doses et un usage trop prolongé peut apparaître l'*iodisme*, syndrome d'intoxication favorisé par certaines conditions de moindre résistance, facilement appréciables du côté des organes, ou tout à fait obscures et inconnues et relevant d'une idiosyncrasie impossible à expliquer. Alors c'est du coryza avec ou sans fièvre, de l'angine érythémateuse, de l'anorexie, des éruptions diverses, etc., etc., pour ne parler que des cas d'iodisme léger. Chaque sujet traduit à sa manière son intolérance médicamenteuse ; c'est lui et non l'agent toxique, dit Pouchet, qui détermine la formule des accidents. Chez les uns, l'intoxication est absolument invariable, quels que soient la forme, la dose et le moment de la médication. Chez d'autres les accidents du début s'amendent par la continuation du traitement. Chez d'autres enfin l'intolérance apparaît brusquement, alors que la médication iodurée était bien supportée jusque-là (G. Pouchet). Le mode d'introduction du composé iodique peut également ment exercer une influence décisive.

Il résulte de ces faits et de l'ignorance où nous sommes des réactions individuelles vis-à-vis de l'agression iodée, qu'on doit toujours commencer par tâter la susceptibilité du sujet, et qu'il faut savoir au besoin varier la forme et le mode d'introduction du médicament. Et on s'explique maintenant sans peine cet apparent paradoxe — assez fréquent d'ailleurs — que ces iodures et ces iodiques, classiques médicaments de l'asthme, soient asthmogènes le cas échéant en devenant source d'intoxications, et revendiquent « leur » asthme au même titre que toute intoxication. Le mécanisme pathogénique de cet asthme toxi-iodique est habituellement d'ordre nasal ou gastro-hépatique ; il peut être d'ordre rénal.

A côté de cette sensibilité ou de cette hypersensibilité iodique, il y a des cas de tolérance remarquable, ou même extraordinaire. Je connais des asthmatiques qui prennent 2, 3 grammes d'iodure de potassium par jour, depuis des années, sans inconvénients, et il semble que ce médicament leur soit nécessaire comme tonique général et comme eupnéique. Mais à côté de ces malades rivés au médicament par nécessité, il y a des « ioduromanes » invétérés ; leur asthme est guéri depuis longtemps et ils continuent à ingérer de l'iodure par besoin artificiel, par pure habitude.

La dose quotidienne varie de 0 gr. 50 à 2 grammes, suivant le cas. En général ne pas iodurer plus d'une dizaine de jours par mois, sauf indications spéciales. Employer la classique formule suivante :

Extrait thébaïque. . . .	50 centigr.
Iodure de potassium. . .	10 gr.
Eau distillée	200 gr. à 250 gr.

(Une ou deux cuillerées à bouche, pendant les repas de préférence.)

Réserver l'association habituelle de la lobelie ou du polygala aux formes catarrhales (asthme humide).

Certains asthmatiques emploient l'iodure en lavement, et cette méthode leur réussit (30 gr. de KI dans 200 gr. d'eau : une cuillerée à soupe pour 1/4 de lavement). D'autres tolèrent mieux l'iodure en gouttes d'une solution concentrée qu'en solution ordinaire.

En cas d'intolérance de l'iodure de potassium, essayer l'emploi d'un des médicaments suivants, composés iodorganiques qui peuvent être mieux supportés ; — c'est une question de tâtonnements que le choix du médicament qui convient, — l'iodalose, l'iodone, l'iodipine, le lipiodol. L'*iodone* et l'*iodalose* se prennent par gouttes (V à XV) aux repas. L'*iodipine*, deux à quatre cuillerées à café à 10 0/0 dans du lait ou de la bière (Manquat) (1), ou en injections sous-cutanées. Le *lipiodol*, excellent médicament obtenu par Lafay par réaction d'acide iodhydrique sur l'huile d'œillette, préconisé surtout par J. Roux (2) et qui s'emploie en émulsion (2 à 4 cuillerées à café par jour), en capsules (2, 3 par jour), ou en injections sous-cutanées (10 à 20 cmc. tous les huit ou quinze jours). Le lipiodol s'assimile bien et sa longue durée d'élimination (de quelques semaines à plusieurs mois) est d'une importance capitale au point de vue thérapeutique. Il semble convenir aux formes humides de l'asthme et aux bronchites asthmatiques.

On peut essayer aussi la teinture d'iode, et je l'ai

1. *Traité de Thérapeutique.*
2. Paul Martin. *Le lipiodol.* Thèse de Lyon, 1905.

vu bien réussir chez des enfants de cinq à huit ans 2 à 5 gouttes aux repas).

A défaut de ces médicaments employer *l'iodure de sodium*. Son intensité d'action est beaucoup moindre que pour l'iodure de potassium, dont le grand pouvoir pharmaco-dynamique serait dû à sa vertu de double décomposition dans l'organisme. D'après Pouchet, *l'iodure de strontium* jouirait des mêmes propriétés de double décomposition ; aussi le propose-t-il comme un précieux succédané de l'iodure de potassium, pouvant s'utiliser à dose un peu plus élevée que celui-ci.

Sauf réserves déjà formulées, tout ce traitement hygiénique, hydro-minéral, diététique, médicamenteux, convient surtout à la forme « sèche » de la maladie (asthme sec) et vise un sujet ordinaire de morphologie *moyenne*. Appliquons maintenant ces indications, avec les variantes nécessaires, à d'autres formes cliniques ou à d'autres types morphologiques, de façon à réaliser autant que possible l'idéal de la thérapeutique individuelle.

Types et formes cliniques.

1º *Type fort*. — La division en types fort, moyen, faible est évidemment arbitraire, mais cliniquement elle est suffisamment représentative et claire ; et c'est l'essentiel. On nuancera comme il convient la thérapie des cas limites, qui ne sont point rares.

Voici un asthmatique vigoureux, le visage coloré, le pouls large et plein, gros buveur, gros mangeur, et,

qu'il soit petit ou grand, d'un poids dépassant notablement la normale ; les urines sont habituellement
chargées de sédiments uratiques et souvent d'un volume
insuffisant. Que faire en pareil cas ?... C'est affaire surtout de diététique : eau aux repas, ou boissons chaudes, suppression absolue des aliments animaux et vé-
gétaux riches en purines signalés plus haut, viande
une fois par jour, ou même tous les deux jours. Conseiller le régime restreint, ou le régime ovo-lacto-végé-
tarien, de façon à ramener peu à peu le sujet au poids
normal. Iodurer légèrement.

Cette médication spéciale s'applique naturellement
à la femme qui réalise le même type, et elle le réalise
surtout au moment de la ménopause. Elle s'applique
aussi à l'enfant, quel que soit son âge, à ces enfants
trop bien nourris, trop gros, trop gras, gavés de lait,
ou de viande et de pain, de chocolat, etc., etc., et qui
sont malades par « excès de santé » ! Et dans tous ces
cas la cure mont-dorienne rend de réels services.

Le sujet est-il franchement *obèse*, traiter l'obésité suivant la méthode rationnelle qui convient à chaque cas
et dans le détail de laquelle je n'ai pas à entrer. J'ai
vu nombre d'asthmatiques qui ne commençaient à
s'améliorer qu'après un amaigrissement variant de 10
à 20 kilos.

2° *Type faible*. — Voici un asthmatique sans tare
somatique appréciable, mais maigre, ayant peu d'appétit et mangeant peu, le pouls hypotendu, le poids
au-dessous de la normale, se fatiguant facilement. Que
faire en ce cas ?... Je n'hésite pas pour ma part à con-

seiller une alimentation plus forte, plus substantielle, presque une suralimentation, en employant le système des petits repas multipliés. C'est donc une méthode inverse de la méthode précédente, en apparence paradoxale, mais dont le but est le même, dont le résultat est le même, c'est-à-dire le rétablissement d'un équilibre morphologique, et consécutivement d'un équilibre nerveux. Et je conseille non pas l'iodure de potassium, mais plutôt le lipiodol associé ou non à l'huile de foie de morue. On peut essayer aussi les arsenicaux suivant le mode d'emploi qui sera indiqué plus loin.

Et cette même méthode tonique je la conseille surtout pour les enfants asthmatiques, gringalets et chétifs, mous, lymphatiques gras ou lymphatiques maigres. Pour ceux-là je ne crains point la mer, au contraire, en surveillant le séjour, et je suis partisan de cures salines (Salies-de-Béarn, Salins-Moutiers, Salins-du-Jura) associées à la cure mont-dorienne. Donner également l'huile de foie de morue, surtout s'il s'agit de cas limites avec la scrofule. A-t-on affaire à des hérédo-syphilitiques, les traiter en conséquence en choisissant dans l'arsenal ioduré ou iodique ce qui convient le mieux en l'espèce. Au point de vue hygiène pure, conseiller la gymnastique suédoise et la douche écossaise. L'affusion froide matinale est utile, précédée ou non d'un léger massage.

3° *Type nerveux.* — Ce type se rencontre de préférence chez les « moyens » et les « faibles », plus rarement chez les « forts ». Il est plus facile à concevoir qu'à définir exactement, et répond aux cas où la part

« nervosité », sans aller jusqu'à la névrose systématisée, est la dominante clinique et réclame plus spécialement l'attention du thérapeute. Il faut traiter ces
asthmatiques comme des névropathes, et faire appel
surtout à la médication antispasmodique.

Nous avons le choix entre plusieurs médicaments et
chacun sera judicieusement employé suivant l'espèce.

a) Les *bromures*, modérateurs du pouvoir réflexe.
Employer surtout le bromure de potassium, s'il n'y a
aucune contre-indication du côté de l'estomac et du
rein, si le cœur est sain et la tension normale ; sinon
recourir au bromure de sodium qui se digère mieux,
ou au bromure de strontium ou d'ammonium qui ont
l'avantage de stimuler le myocarde. (Dose 1 à 2 grammes par jour en solution.)

b) La *belladone* qui constituait la méthode de choix
pour Bretonneau, Trousseau, et dont il importe de
surveiller l'emploi. On peut la conseiller sous forme
d'extrait et de poudre :

Poudre de feuilles de belladone $\Big\}$ àà 20 centigrammes.
Extrait de belladone   .   .   .

(Pour 20 pilules : débuter par 1 pilule, donner ensuite 2, 3, 4 pilules par jour.)

Ou encore, donner l'*atropine* d'abord à la dose quotidienne de 1/2 milligramme (par la voie stomacale),
en augmentant progressivement tous les trois jours
jusqu'à faire prendre 3 mgr. 1/2 à 4 milligrammes dans
les vingt-quatre heures. Continuer l'administration de
cette dose pendant quelques jours, puis la diminuer

progressivement en faisant durer le traitement de quatre à six semaines (Herzen).

c) La *valériane*, conseillée par Gubler, Brissaud ; le valérianate d'ammoniaque (formule de Pierlot), 2 à 3 cuillerées à café par jour. Usage assez prolongé.

d) L'*antipyrine*, également modérateur du système nerveux, recommandée par Carrière ; il l'indique surtout chez les enfants qui la supportent excessivement bien.

On peut aussi avoir recours à l'électrothérapie. Nefftel applique le pôle positif dans le vagin ; Bresmer le positif à la nuque, le négatif dans le vagin ; Caspari, le positif sur le rachis, le négatif au sacrum. Schmidtz se sert de courants galvaniques appliqués sur le corps thyroïde. Schaffer utilise la faradisation, une électrode appliquée sur le corps thyroïde et l'autre sur le maxillaire inférieur (1).

Chez ces nerveux si accessibles aux causes morales, si facilement en arrêt angoissé sur la crise à venir, il ne faut pas négliger la *psychothérapie* ; ce sont les cas de choix. Il faut les réconforter, les rassurer, faire appel à leur sensibilité, à leur raison (suggestion à l'état de veille, persuasion suivant la méthode de Dubois, de Berne). Ce sont ces malades surtout chez lesquels il faut varier les conseils de tous ordres, varier la médication, qu'il faut avoir bien en mains, car la moindre rechute les décourage et les affole.

Chez eux, le régime a peu d'importance en règle

---

1. Carrière. *Maladies des voies respiratoires.*

générale. Varier l'hydrothérapie ; insister surtout sur les bains tièdes, plus ou moins prolongés. Et pas d'iodures ni d'iodiques.

4° Asthme avec emphysème. — Dans l'emphysème léger ou moyen, avec ou sans catarrhe, je conseille l'emploi systématique de la douche thoracique chaude, à haute pression, en jet brisé pendant deux, trois, quatre minutes, avec exercices respiratoires sous la douche. C'est un excellent moyen pour augmenter l'amplitude thoracique. Ces emphysémateux bénéficient largement d'un séjour prolongé à l'altitude (1.000 à 1.300 mètres), qui les fait respirer dans un air relativement raréfié, les oblige à exercice respiratoire *actif* et finalement leur donne un gain considérable de capacité pulmonaire. Qu'ils se livrent également à la gymnastique respiratoire méthodique, le matin en se levant, le soir en se couchant (séances courtes, mouvements lents afin d'éviter l'essoufflement).

Aux *grands emphysémateux* la plaine convient mieux que la montagne comme séjour ordinaire, prolongé ; le jeu insuffisant de leurs alvéoles les adapte mal à l'altitude et ils s'y trouvent un peu comme des poissons hors de l'eau. A ceux-là on peut utilement conseiller des séances de *pneumothérapie* (gymnastique respiratoire passive dans l'air comprimé — à simple effet, — ou dans l'air comprimé puis raréfié — à double effet), séances qui seront toujours guidées et surveillées par le médecin (Schlemmer). Utiliser également la *mécanothérapie* d'une façon modérée.

Dans certains cas, un peu exceptionnels, d'emphysème excessif, lorsqu'on admet que l'accès nocturne est sous la dépendance exclusive de l'hypohématose et de l'accumulation de CO_2, on peut essayer la méthode préventive, le « truc » suivant qui m'a donné quelquefois d'heureux résultats. Cette méthode consiste à morceler le sommeil, de façon à empêcher cette hypohématose et cette accumulation gazeuse toxi-bulbaire par la mise en état vigil, c'est-à-dire en somme par l'appel à la respiration normale. Une demi-heure ou trois quarts d'heure avant le moment fatal de l'accès on réveille le malade (réveille-matin par exemple) ; il s'assied sur son lit et demeure ainsi un temps déterminé, variable suivant le cas, avant de songer à se rendormir. Méthode désagréable évidemment, pénible même, mais qui peut rendre de réels services. C'est à ces emphysémateux et aux emphysémateux d'intensité moyenne qu'on doit également, à titre préventif, conseiller de se lever lentement, par étapes, de s'habiller lentement, en un mot d'opérer avec de sages précautions la mise en train de leurs forces respiratoires. Chez eux, en effet, la moindre dyspnée d'effort se résout en accès.

Le plus souvent, l'emphysème qui atteint certaines limites se complique de *catarrhe* (asthme humide), de généralisation et d'abondance variables. A ceux-là on doit conseiller l'emploi « des atmosphères médicamenteuses avec variations de l'état hygrométrique pouvant atteindre la saturation », pour me servir de la formule de Brissaud. Il se produit un véritable décapage et un véritable pansement de la muqueuse bronchique. Ce sont les justiciables et les grands bénéficiaires de nos salles d'inhalation mont-doriennes, pour ne parler que de notre traitement local.

Chez ces malades il est utile d'associer la lobelie ou le polygala à l'iodure de potassium, suivant une des formules suivantes :

    Iodure de potassium . . . . . ⎫
    Teinture de lobelie. . . . . . ⎬ ââ 15 grammes.
        —   de datura.   6   —
    Eau distillée.   250   —
Une cuillerée à soupe aux repas (Dujardin-Beaumetz).

    Iodure de potassium . . . . . ⎫
    Teinture de lobelie. . . . . . ⎬ ââ 10 grammes.
        —   de polygala . . . . . ⎭
    Extrait d'opium . . . . . .   10 centigr.
    Eau distillée. . . . .   300 grammes.
Une cuillerée à bouche matin et soir (Huchard).

On essaiera également l'iodure d'arsenic :

    Iodure d'arsenic . . . . . .   0 gr. 25
    Eau distillée. . . . .   25 gr.
(10 à 20 gouttes, deux fois par jour aux repas.)

Si l'affection vient à perdre tout caractère spasmodique, on traitera l'emphysème et le catarrhe post-asthmatiques suivant les méthodes applicables aux bronchites chroniques ordinaires.

5° *Asthme avec métastase*. — On sait qu'il n'est pas rare de noter chez l'asthmatique, dans le cours de sa carrière panachée de misères pathologiques, l'existence de l'eczéma, du psoriasis, du rhumatisme, des coliques hépatiques, néphrétiques, de la goutte. Ces accidents ou maladies ne sont en réalité que les diverses incarnations symptomatiques de la même diathèse sous-jacente, de l'arthritisme ; ils se juxtaposent à l'asthme capricieusement, sans méthode, ou alternent avec lui d'une façon quasi régulière ou enfin coexistent avec lui. Dans les deux premiers cas on peut les considérer comme des phénomènes métastatiques, comme des équivalences : l'asthme chôme plus ou moins pendant leur apparition et ils sont pour le malade une véritable soupape de sûreté. Je n'ai pas à étudier le traitement de ces affections qui relèvent de leur thérapeutique spéciale, indépendante ; mais quand il s'agit d'asthme, il importe de prendre les deux essentielles précautions suivantes : toujours instituer *en même temps* le traitement diathésique, et ne *jamais* guérir brusquement, brutalement, ces affections parasthmatiques utilement dérivatives, mais les guérir au contraire prudemment, avec une opportune lenteur. Il ne faut pas fermer violemment cette soupape de sûreté, et il est parfois très sage de la laisser entr'ouverte ; qu'on respecte, par exemple, un eczéma discret et « bien placé », comme un heureux exutoire. Là aussi le mieux est l'ennemi du bien ; j'ai vu des asthmatiques regretter amèrement le temps où ils étaient en possession d'un eczéma de tout repos. Et il est parfois dommage que le médecin ne puisse installer, en le localisant à volonté, ce régime de la porte ouverte.

Chez certains goutteux invétérés on peut envisager l'asthme comme une manifestation goutteuse abarticulaire et le traiter en conséquence. En pareil cas l'accès même relève du *colchique* tout aussi bien que la manifestation classique du gros orteil.

6° *Asthme associé*. — En dehors des affections de souche nettement arthritique que nous venons de voir et avec lesquelles l'asthme apparenté s'associe tout naturellement, on peut le trouver greffé sur d'autres maladies, et ce sont surtout, comme bien on pense, des maladies nerveuses. Il ne s'agit plus là de la nervosité vague, générale, étudiée plus haut, mais d'affections nettement individualisées, ayant pris rang dans le cadre nosologique :·hystérie, neurasthénie, épilepsie, goitre exophtalmique. Et dans ces cas deux hypothèses se présentent, d'analyse délicate : ou bien l'asthme est autonome et vit indépendamment de l'autre maladie nerveuse, ou bien il en dépend comme l'effet de sa cause. Dans la première hypothèse, chaque maladie réclame sa thérapeutique spéciale, la priorité accordée à la violence symptomatique de l'une ou de l'autre, — c'est une question d'opportunité et de mesure, — dans la seconde hypothèse on s'attachera surtout à traiter l'affection causale :

a) *Hystérie*. — On peut avoir de l'asthme « vrai » chez l'hystérique et du « faux » asthme hystérique ; le premier étant une dyspnée avec bradypnée, le second une dyspnée avec tachypnée.

Dans le premier cas, on associera l'iodure de potassium ou de sodium, à petites doses, au bromure de potassium ; ou bien on emploiera le traitement par la belladone ou l'atropine. — Dans le second, on ne traitera que l'hystérie suivant la méthode qui convient à chacune de ses formes cliniques. — Dans les deux cas, hydrothérapie adéquate et psychothérapie, avec suggestion hypnotique s'il en est besoin.

b) *Épilepsie.* — Associer l'iodure de sodium aux trois bromures. En général traiter l'épilepsie avec le plus grand soin, et en regard négliger l'asthme, sauf exception imposée par les circonstances.

c) *Neurasthénie.* — La neurasthénie est la maladie nerveuse la plus fréquemment liée à l'asthme ; elle lui apporte tout son cortège de stigmates, ou partie seulement, suivant les cas. Tantôt l'asthme précède et le sujet subit peu à peu de la dépression nerveuse à cause de son mal respiratoire dont il désespère de guérir ; tantôt la neurasthénie ouvre la marche, et un beau jour, à la suite d'une émotion par exemple, on fait brusquement de l'asthme. La synthèse « asthmo-neurasthénie » relève d'une thérapeutique habituellement très délicate, variable naturellement suivant les cas d'espèce qui sont des plus nombreux et qui dépendent de la présence ou de la prédominance de tels ou tels stigmates classiques, des formes frustes, incomplètes, etc., etc. En général, ce sont surtout des « états neurasthéniques » qu'on trouve associés à l'asthme, et non la myolasthénie ou toute autre neurasthénie grave.

Appliquer l'hygiène générale, physique et morale, qui convient à la forme neurasthénique ; de même pour l'hydrothérapie et la psychothérapie. Régime tonique, avec petits repas répétés et peu abondants. En dehors des médications et des médicaments usuels, si variables

suivant les cas, et dans la longue énumération desquels
je n'ai pas à entrer, je conseille l'emploi de la formule
suivante applicable à la fois à l'asthme et à la neurasthénie :

> Huile phosphorée au millième.   .   2 cc.
> Lipiodol.   .   .   .   .   18 cc.

(Une injection de 1 centimètre cube contenant 1 / 10 de
milligramme de phosphore).

Il va sans dire qu'on aura recherché avec le plus
grand soin le trouble organique ou organo-fonctionnel
capable d'expliquer en même temps et l'asthme et la
neurasthénie. L'a-t-on trouvé, on s'attache surtout à la
médication causale.

d) *Maladie de Basedow*. — J'ai vu une trentaine de
fois environ le goitre exophtalmique associé à l'asthme,
surtout dans ses formes frustes. En pareils cas, il est
nécessaire de s'occuper surtout de l'asthme dont les
accès augmentent, par gêne mécanique, l'exophtalmie
et l'hypertrophie thyroïde. Administrer concurrem-
ment l'iodure de potassium et les bromures, prescrire
la belladone, hydrothérapie, etc., etc.

Nous allons voir aux pages suivantes l'asthme dans
ses rapports avec la *tuberculose*.

Telles sont les principales variétés cliniques que l'on
rencontre dans la seule catégorie arthritique. Je dis les
principales, car il en est d'autres encore, aussi nombreuses, résultant des diverses combinaisons de ces formes mêmes, combinaisons qu'on peut imaginer à plai-
sir mais qui restent toujours en-dessous des fantaisies

de la réalité. C'est dire quelles difficultés on peut trouver en certains cas dans l'établissement des proportions et dans l'utile dosage thérapeutique.

§ II. — ASTHME D'ÉTIOLOGIE RESPIRATOIRE

Dans le paragraphe précédent, il est entendu que nous n'avons affaire qu'à une intoxication pure sans trouble organique ou organo-fonctionnel *primitif* : dans ce paragraphe-ci, au contraire, et dans les suivants, nous nous trouvons en présence de causes somatiques nettes, de désordres anatomiques probables ou certains, de véritables maladies qu'il importe de traiter en même temps ou avant tout, suivant le pas que prennent, ou non, les phénomènes spasmodiques sur les autres symptômes. Je ne m'occuperai de ces maladies qu'en tant qu'étroitement liées à l'asthme, naturellement, renvoyant pour le reste aux Traités de médecine ou aux livres spéciaux.

En ce qui concerne l'asthme d'origine respiratoire, suivons l'ordre indiqué au paragraphe IV de la première partie, sauf pour l'asthme nasal renvoyé, comme il est convenu, à un chapitre ultérieur. Et, laissant de côté laryngites et trachéites, aiguës ou chroniques, qui ne jouent qu'un rôle très secondaire, purement occasionnel, et qu'on traitera par les moyens ordinaires s'il y a lieu, j'arrive immédiatement aux trois chefs principaux suivants:

1° **Adénopathie bronchique.** — Trois cas peuvent se

présenter comportant chacun une ligne de conduite un peu différente :

a) L'adénopathie est considérable, l'asthme est rare ou léger (nous savons avec Comby que ce ne sont pas les grosses adénopathies qui sont le plus spasmogènes). En pareils cas négliger complètement l'asthme et ne s'occuper que de la masse ganglionnaire qu'on traitera suivant les méthodes classiques.

b) L'adénopathie est moyenne et moyen l'asthme. — Traiter alors, *simultanément,* l'affection causale et son effet spasmodique. S'occuper du lymphatisme sous-jacent : bords de la Méditerranée en hiver, huile de foie de morue, lait iodé (10 cg. par litre) chez les enfants à la mamelle, etc.

Donner l'iodure de potassium, ou de sodium, alterné avec le bromure, ou mélangé avec lui. Ou alterner l'usage des iodures avec la teinture de belladone (V à XX gouttes).

c) L'adénopathie est légère et l'asthme domine la scène. — Traiter l'asthme d'une façon exclusive, au moins temporairement, et ne s'occuper de l'état local et de l'état général qu'au point de vue régime qui doit être tonique. Donner le bromure de potassium, la belladone, le bromoforme.

Dans les deux dernières hypothèses le Mont-Dore rend des services, surtout s'il y a en même temps une tendance à faire de la bronchite.

2° Bronchites et emphysème. — A la longue, l'asthme amène de l'emphysème et du catarrhe et ceux-ci, à leur tour, entretiennent l'asthme ; c'est un cercle vicieux dont il est parfois très difficile de sortir. En pareils cas, il faut toujours traiter *simultanément* les deux éléments, spasmodique et catarrhal, en proportionnant la médication principale à la prédominance, permanente ou passagère, de celui-ci ou de celui-là.

Les bronchites *sibilantes* d'emblée, c'est-à-dire sans accès antérieurs, doivent être immédiatement traitées comme on traite l'asthme et non comme des bronchites catarrhales ordinaires ; sinon elles s'éternisent. Il importe donc de faire rapidement le diagnostic utile, et d'avoir exactement la même attitude thérapeutique en face de ces bronchites « ante-paroxystiques » qu'en face des bronchites post-paroxystiques.

Les bronchites *catarrhales chroniques* avec asthme *consécutif* sont fréquemment de nature suspecte ; nous allons les retrouver dans les scléroses. Mais en admettant qu'elles soient idiopathiques, de rapport nul ou douteux avec la tuberculose, le traitement reste sensiblement le même et je l'indiquerai aux lignes suivantes.

Enfin, quant aux reliquats *asthmogènes* laissés par pneumonies, broncho-pneumonies, congestions diverses, etc., il faut les traiter énergiquement quand ils sont en possibilité de régression, à l'état d'épine « semivivante » ; sinon, leur maximum de régression réalisé, « épine morte » définitive, on doit se borner à la thérapie des accidents spasmodiques sans perdre son temps à s'occuper de ces noyaux d'inattaquable sclérose.

3° **Tuberculose pulmonaire.** — La thérapeutique de l'asthmo-tuberculose est souvent d'appréciation délicate ; elle varie selon le degré de la tuberculose, ses

formes cliniques, l'état général du sujet, l'intensité des
phénomènes spasmodiques.

a) La *phtisie commune* asthmogène, quelle que
soit la période, — germination, induration, ramollis-
sement, — relève du traitement arsenical, lequel appartient à la thérapeutique causale ; c'est l'indication de
choix. Il ne faut pas donner d'iodures ni d'iodiques en
pareils cas.

On formulera donc la liqueur de Fowler (V à
XX gouttes), suivant la méthode ordinaire : commencer
par une dose faible, l'élever progressivement, la main-
tenir quelque temps, puis diminuer. On peut l'administrer par la voie rectale, comme l'indiquent Ch. Vinay
et J. Renaut ; elle est ainsi bien tolérée. — Ou bien
on usera de la liqueur de Pearson, ou des granules d'ar-
séniate de soude, aux doses connues.

S'il y a lieu on aura recours au cacodylate de soude,
soit en injections sous-cutanées, soit en injections
rectales suivant la méthode de J. Renaut (0 gr. 30
pour 200 gr. d'eau, 5 cc. deux fois par jour pendant
six jours, puis trois fois pendant six autres jours, puis
repos pendant cinq jours, et reprise de la série).

Ou mieux encore : on peut employer l'arrhénal, qui
a l'avantage de s'administrer aussi bien par l'estomac
qu'en injections sous-cutanées : 2 ou 3 centigrammes
par jour. Le traitement ne doit pas être continué plus
de quinze jours.

Qu'il s'agisse de liqueur de Fowler ou de Pearson,
de cacodylate ou d'arrhénal, les indications sont les
mêmes ; elles visent l'anorexie, l'anémie, la dyscrasie

consomptive, et encore une fois s'attaquent à la cause générale sans atteindre directement l'effet spasmodique. Son emploi est indiqué aussi bien chez les adultes que chez les enfants ; il alterne ou s'associe avec les autres médications usuelles.

b) Dans la *tuberculose torpide* — lésions locales limitées, état général assez satisfaisant, pouls suffisant en nombre et en pression— s'adresser encore de préférence à la médication arsenicale. Mais on peut l'alterner avec l'iodure de sodium, et au besoin avec l'iodure de potassium à doses faibles et d'un emploi surveillé. Au besoin, administrer l'iodure d'arsenic :

<pre>
Iodure d'arsenic.   .   .   .   .   0 gr. 18
Extrait de ciguë.   .   .   .   .   2 gr.
(Pour 30 pilules, 1 à 3 par jour, Green.)
</pre>

c) Dans la forme *fibro-congestive*, pas d'iodures. Recourir à la médication arsenicale, mais à doses moindres que dans les formes précédentes.

d) Dans les formes *fibreuses chroniques* avec sclérose et emphysème variables, avec élément catarrhal plus ou moins abondant (ce sont aussi des formes de guérison, post-tuberculeuses) on peut alterner les arsenicaux avec les iodures et je n'hésite pas à recommander ceux-ci de préférence à ceux-là. J'ai vu de fortes doses d'iodure de potassium — 2, 3 grammes par jour — non seulement bien tolérées, mais suivies en pareils cas d'effets sédatifs remarquables que n'avaient pu produire des doses plus faibles. D'ailleurs, je suis de l'avis de Manquat qui, en règle générale, n'a pas la systématique « terreur » de l'iodure dans la tuberculose. C'est une question de proportion et de mesure. — Dans ces mêmes formes, J. Roux a obtenu de bons résultats de l'emploi du lipiodol.

Ces deux dernières formes, fibro-congestive et fibro-scléreuse, sont avantageusement justiciables du Mont-Dore, médication anti-congestive et anti-catarrhale.

e) Quant aux *compressions* d'ordre tuberculeux, ou à l'asthme « névritique » par inflammation ou tiraillement du pneumogastrique, nous les retrouverons plus à leur place et plus utilement à propos du traitement de l'accès, de l'« état de mal ».

J'ai déjà dit, avec Piéry, qu'un asthme chez un tuberculeux n'était pas forcément un asthme tuberculeux, et on conçoit au point de vue thérapeutique l'importance du diagnostic différentiel. Chez certains tuberculeux guéris ou en voie de guérison la suralimentation prolongée peut amener l'asthme uricémique, arthritique, qu'il faut traiter comme tel, avec les ménagements que comporte l'affection ancienne ou encore persistante. D'autres fois, au lieu d'asthme uricémique pur, il s'agit d'asthme mixte, par intoxication greffée sur infection. On commencera alors par revenir à une dose alimentaire plus sage, et pour le reste on établira la médication d'après la forme clinique de la tuberculose en évolution. Dans ces diverses hypothèses, la tactique curative vise la dominante causale.

§ III. — Asthme gastro-hépato-intestinal
Asthme dyspeptique

Admet-on que l'asthme soit d'origine *stomacale* on institue le régime alimentaire convenable ; on combat par les moyens appropriés la dilatation de l'estomac, la pneumatose et les fermentations stomacales. C'est la pure médication causale, si variable suivant le cas, dans les détails de laquelle je n'ai pas à entrer ; je renvoie aux traités spéciaux.

Le *foie* doit être bien surveillé chez les asthmatiques quels qu'ils soient. J'ai dit avoir rencontré assez fréquemment l'hépatalgie chez les asthmatiques ordinaires, arthritiques, hépatalgie légère ou assez vive, qu'il faut chercher, provoquer, et qui ne s'accompagne habituellement pas de congestions cliniquement appréciable. Dans certains cas, lorsque cette congestion est nettement percutable, hépatalgique ou non, je conseille de faire précéder la cure du Mont-Dore d'une cure à Vichy ; à plus forte raison ces cures associées sont-elles indiquées quand le malade est en même temps en puissance de lithiase — coliques récentes ou imminentes. Par ailleurs le traitement des accidents spasmodiques du foie ou du poumon est à peu près identique ; hygiénique, diététique, et même médicamenteux puisque l'iodure de potassium — 0 gr. 50 à 1 gramme par jour — s'emploie dans la période intercalaire des coliques. C'est en réalité le traitement général de la diathèse arthritique.

J'ai déjà expliqué comment, dans l'asthme ordinaire

l'*intestin* pouvait être occasionnellement la cause d'un accès nocturne et j'ai conseillé, avec d'autres auteurs, le repas réduit du soir ou même la suppression de ce repas pour éviter le réflexe entéro-pulmonaire. Mais s'il apparaît que l'intestin, au lieu d'être une simple cause occasionnelle, seconde, soit la cause première, il faut agir en conséquence et traiter comme il convient les troubles fonctionnels de cet organe. On combat la constipation d'origines si variées, générales, locales, de mécanisme si complexe, et on débarrasse l'intestin de ses diverses fermentations ; c'est, en somme, la médication anti-toxique à laquelle on est toujours obligé de revenir, quel que soit le point de départ. Y a-t-il entéroptose, on conseille le port d'une ceinture abdominale qui m'a donné parfois d'excellents résultats. Dans l'entérite, dans l'entéro-colite muco-membraneuse on institue la thérapeutique convenable pour laquelle, encore une fois, je renvoie aux traités spéciaux ; dans ces cas, les cures de Châtel-Guyon ou Plombières et du Mont-Dore s'associent fort utilement.

J'ai vu certains cas d'asthme violent, continu ou discontinu, associé à l'entéro-névrose, aboutir à une dénutrition et une asthénie profondes. Le malade, très amaigri et déprimé plus encore au point de vue physiologique et psychique, a toutes ses fonctions en souffrance et sa vie se réduit peu à peu au minimum des actes végétatifs(1). C'est la *cachexie asthmatique* dont parle Bris-

1. L'amaigrissement chez les asthmatiques peut avoir des causes très diverses : Voir « De l'amaigrissement chez les asthmatiques », Moncorgé (*in Archives Générales de Médecine*, 1897).

14

saud et qu'il rapproche de la cachexie épileptique.
Cette misère physiologique spéciale est due parfois à la
violence et surtout à la continuité des accès, à l' « état
de mal » qui aboutit finalement à l'anorexie forcée
d'abord, volontaire ensuite ; le malade ne peut pas
manger parce que son diaphragme tétanisé comprime
son estomac, et il ne veut plus manger parce que l'estomac en digestion gênant le diaphragme augmente la
dyspnée. Mais j'estime que le plus souvent la cachexie
est d'ordre intestinal primitif (entérite, entéro-colite
conditionnant les symptômes pneumo-bulbaires et
neurasthéniques), et c'est en m'orientant sur cette piste,
et laissant de côté le phénomène spasmodique pour ne
me préoccuper que de la médication causale (séjour
prolongé au lit, régime approprié, etc., etc). que j'ai
pu enfin triompher d'accidents sévères qui, résistant à
toute autre thérapeutique, paraissaient compromettre
à brève échéance la vie même du malade. Et, formulant
à ce propos une réflexion générale, on peut dire qu'il est
des asthmatiques dont il faut savoir négliger l'asthme,
au moins temporairement ; c'est perdre son temps que
de s'en occuper. Plus tard, l'estomac, le foie, l'intestin
traités, si l'asthme survit encore à la médication rationnelle et méthodique, — l'effet ne disparaît pas immédiatement après sa cause disparue où des raisons obscures
maintiennent l'élément spasmodique, — plus tard la
névrose relèvera de sa thérapeutique ordinaire (1).

J'ai admis un peu théoriquement, sur la foi de l'ex-

----

1. La cachexie asthmatique s'observe chez les enfants comme chez
les adultes.

périmentation physiologique, que les troubles fonctionnels de chacun de ces trois organes envisagé isolément
pouvaient causer l'asthme. La réalité clinique est habituellement plus complexe, la triade organique intimement liée et solidaire fonctionne synergiquement dans
l'acte digestif normal et pathologique, et la plus
banale constipation, par exemple, peut dépendre d'une
insuffisance hépatique ; la dyspepsie est donc un trouble général plus qu'étroitement localisé, et l'*asthme
dyspeptique*, unité symptomatique, est le produit de
diverses collaborations segmentaires, de proportions
variables. C'est une thérapeutique d'ensemble qu'il faut
instituer, et celle-ci ne diffère guère, sauf quelques
variantes secondaires, de la thérapeutique générale
du neuro-arthritisme : hygiène, régime, etc. A ne viser
que la diathèse, on améliore forcément l'appareil
digestif ; à ne viser que celui-ci, on traite indirectement la diathèse. Quel que soit le point de vue théorique adopté, les résultats thérapeutiques se ressemblent singulièrement et le bénéfice est sensiblement le
même.

§ IV. — ASTHME CARDIO-ARTÉRIEL

La remarque faite à propos des rapports de l'asthme
et de la tuberculose s'applique tout aussi bien aux
maladies du cœur ; tout asthme chez un cardiaque n'est
pas forcément un asthme cardiaque, et il y a là un
diagnostic différentiel important à établir pour la conduite thérapeutique. Traitement ordinaire pour l'asthme
ordinaire avec les ménagements imposés par la coexis-

tence d'une lésion valvulaire, traitement causal s'il s'agit d'asthme cardiaque, et j'entends par là un asthme « vrai » symptomatiquement, c'est-à-dire avec ses éléments caractéristiques habituels, et non point telle ou telle dyspnée cardiaque plus ou moins asthmoïde dont l'étude ne rentre pas dans le cadre de cet ouvrage. C'est, évidemment, un second diagnostic à poser, moins important d'ailleurs que le premier, l'un et l'autre cas, en pareille hypothèse, commandant une médication symptomatique.

Cliniquement on peut dire que, règle très générale, une affection *mitrale* bien compensée, insuffisance ou rétrécissement, ne provoque pas l'asthme ; s'il y a coexistence, il faut chercher ailleurs la cause originelle, et ne point molester un cœur qui n'a que faire de remèdes. Dans un certain nombre de cas de rétrécissement mitral, notamment, je me suis bien trouvé d'envisager ainsi les causalités. Par contre, un cœur qui *commence* à fléchir est nettement asthmogène, et l'asthme, en pareille occurrence, doit être considéré comme un signe avertisseur. On se hâtera donc vers la thérapeutique nécessaire.

L'asthme se rencontre dans la *myocardite* au début, ou légère, et relève du traitement causal.

Les affections de l'*aorte*, le rétrécissement et surtout l'insuffisance, sont classiquement asthmogènes. Quand la lésion valvulaire est nette, avec souffle diastolique plus ou moins fort, ou même quand un deuxième bruit éclatant trahit une sclérose évidente, le diagnostic est aisé et appelle la thérapeutique usuelle sur laquelle je n'ai pas à insister. Mais il est des cas plus difficiles et plus intéressants par leurs difficultés mêmes, d'interprétation délicate et qu'il importe pourtant de débrouiller immédiatement dans le grave intérêt du malade. Voici un homme ou une femme entre quarante et cinquante ans, avec les belles et robustes apparences d'un neuro-arthritisme florissant, et de l'asthme depuis quelques mois ou quelques années, asthme de type absolument classique. L'examen somatique du sujet ne révèle rien d'anormal aux organes, rien sauf un deuxième bruit aortique, non point parcheminé, mais d'une totalité légèrement élevée ou, au contraire, un peu abaissée, sourde, comme un bruit « détimbré ». Qu'on se méfie, et qu'on s'empresse de faire le diagnostic sur cette nuance d'auscultation ; sinon, le malade mal dirigé ou insuffisamment soigné nous revient quelques années après avec une aortite confirmée et incurable. Bien qu'il s'agisse en réalité d'une période d'évolution où l'arthritisme passe de la phase vaso-congestive à la phase vaso-trophique, il faut se garder de poser en pareils cas le diagnostic d'asthme arthritique pur et de traiter en conséquence ; ce serait peut-être suffisant pour l'asthme, au moins temporairement, mais d'une trompeuse sécurité pour l'avenir. Il faut voir plus loin que l'asthme et saisir derrière le voile de ce bruyant symptôme la sournoise installation de l'aortite de demain. L'asthme n'est que le premier épisode apparent d'un drame secret qui se jouera infailliblement avec toutes ses péripéties si l'on n'y met préventivement ordre, et l'ordre c'est l'hygiène sévère physique et morale, la sévère diététique avec usage du lait, l'ioduration systématique, méthodique, prolongée, toutes précautions qui dépassent largement les limites d'un simple incident spasmodique. Le problème à résoudre est donc celui-ci : diagnostiquer l'aortite à sa phase de pré-sclérose ou de sclérose légère, à sa « période asthmatique », le syndrome pneumo-bulbaire étant signe avertisseur.

L'asthme, on le sait, peut être fonction d'*artériosclérose*. Quand celle-ci est à la période d'état, le diagnostic est facile et la thérapeutique opportune suit naturellement. Mais il en est autrement pour les cas-limites, pour l'asthme symptomatique de pré-sclérose, et le même raisonnement et la même tactique exposés plus haut trouvent leur place ici comme ils la trouveront au paragraphe suivant. Au reste pré-sclérose ou sclérose, troubles vaso-trophiques généralisés, la première n'étant qu'une étape de la seconde, se réclament de la même genèse lointaine, des mêmes causes accumulées, et les entités nosologiques, créées d'ailleurs un peu arbitrairement, ne sont que des variantes symptomatiques imprimées par telle ou telle localisation prédominante, artères, aorte, organes divers.

§ V. — Asthme rénal, cardio-rénal

Un mot seulement à propos de l'asthme rénal, car je n'ai pas à l'envisager ni dans l'urémie, ni dans le mal de Bright confirmé, ce traitement intercalaire relevant de la thérapeutique générale des maladies du rein, laquelle est en dehors du cadre de cet ouvrage.

Mais j'ai à l'envisager en tant qu'asthme « ordinaire »,
ou supposé tel, à cette période critique d'apparente
« essentialité », qui peut précéder de plusieurs années,
— j'en ai observé des exemples, — l'apparition d'un
bruit de galop ou de l'albumine. Là aussi il faut établir un diagnostic précoce, voir derrière et plus loin
que le simple accident spasmodique, et conclure immédiatement à la thérapeutique utile : hygiène sévère,
diététique, lait, ioduration prolongée, mais à petites
doses, etc. Le diagnostic n'est pas toujours aisé et on
peut avoir de légitimes hésitations ; le meilleur guide
est la tension du pouls qui commence à dépasser la
normale, et se maintient entre 17, 18 environ. Même
en dehors de tout autre signe, c'est un avertissement
dont il importe de tenir compte. Un peu plus tard
apparaissent les « petits signes » du mal de Bright sur
lesquels le diagnostic s'affermit, plus facile à ce moment. Plus tard encore une certaine tendance au bruit
de galop lève tous les doutes, si l'on en avait. Mais
ce sont là après tout des manifestations relativement
grossières qu'il faut savoir ne pas attendre, car c'est
perdre un temps précieux au grand préjudice du
malade. Retenons ceci : à partir d'un certain âge, la
cinquantaine environ, et toute autre cause écartée
par ailleurs, l'asthme avec hypertension, même légère
mais permanente, « sent » la néphrite. Cette prévision
admise, les urines sont à surveiller systématiquement.

§ VI. — ASTHMES TOXIQUES OU INFECTIEUX DIVERS

Tout asthme est à base d'intoxication, d'infection, ou d'auto-intoxication. Le type d'auto-intoxication est représenté par l'arthritisme, le type d'infection est représenté par la tuberculose, mais il est d'autres intoxications, d'autres infections dont il faut, thérapeutiquement, tenir compte. Je me borne à les signaler ; leur rôle asthmogène possible ou probable, exclusif ou associé, invite tout naturellement à établir la médication causale.

Y a-t-il *saturnisme*, cause rare d'ailleurs, instituer le traitement du saturnisme ? *Impaludisme*, comme Eichorst et moi-même en avons observé des exemples, donner la quinine suivant les méthodes habituelles. Dans la *syphilis*, par une ioduration plus massive et plus prolongée, je me suis bien trouvé de viser la diathèse spécifique derrière l'accident pneumo-bulbaire.

Dans deux cas d'asthme avec rhinite à *streptocoques*, A. et F. Boucheron ont obtenu d'excellents résultats avec les injections du sérum antistreptococcique de Marmorek.

Dans l'asthme *diabétique* le diabète sera soigné par les moyens ordinaires. Schlemmer a publié de remarquables observations d'asthme diabétique traité avec succès par le Mont-Dore.

Dans chacun de ces cas, le traitement sera successivement, s'il y a lieu, hémato-bulbaire, si l'on ne s'adresse qu'à la cause générale : organo-bulbaire, si l'intoxication ou l'infection s'est inscrite sur un organe ou un système d'organes ; anti-spasmodique, si la perversion pneumo-bulbaire survit à la double médication causale méthodiquement appliquée.

CHAPITRE II

Traitement de l'accès

On pourrait admettre théoriquement qu'une cause originelle de l'asthme marque *son* accès d'une empreinte caractéristique, de telle sorte que celui-ci livre d'emblée le secret de celle-là. Cliniquement il n'en est pas ainsi et, sauf certains cas, dans l'albuminurie par exemple, rien ne ressemble tant à un accès d'asthme qu'un autre accès, d'où qu'ils viennent l'un et l'autre. Ne nous évertuons donc point à établir le traitement causal de l'accès; mais, nous guidant sur un type convenu, cherchons à le soulager et à le guérir le plus promptement possible, pour commencer, — ou recommencer, — la médication préventive appropriée, exposée aux pages précédentes.

Le type le plus ordinaire est l'accès d'origine neuro-arthritique qu'on envisage suivant sa durée et suivant son intensité. Les autres accès se soignent comme celui-ci, avec la prudence dans le maniement des remèdes imposée par l'âge, l'état général du sujet, la certitude ou la simple présomption de certaines causalités. Au reste il s'agit là d'un traitement d'exception qui ne saurait grever le malade, d'un traitement pour ainsi dire d'urgence, et toutes les considérations théoriques, légitimes et respectables en soi, plient devant l'argument de nécessité.

Pour plus de méthode et de clarté, j'adopte la division clinique suivante:

1° **Accès mineur.** — C'est l'accès léger, ou vif mais court, nocturne ou diurne, le matin au réveil, après le repas, ou à la suite d'une odeur spécifique, d'une émotion, etc.

Ces accès sont habituellement soulagés par les papiers nitrés, les cigarettes et poudres anti-asthmatiques dans lesquelles entrent la belladone, la jusquiame et la datura, médicaments qui ont un pouvoir sédatif sur l'excitabilité nerveuse. Les plus usuels, les plus connus sont le papier Fruneau, les poudres d'Exibar, Legras, Cléry, d'Escouflaire, l'anti-asthme Bengalais, les cigarettes de Despic, de Trousseau, les cigares Gicquel, etc., etc. La liste en est longue, longue; chaque jour les malades eux-mêmes vous en révèlent de nouveaux dont ils se font les apôtres auprès de leur médecin ou de leurs « frères » en pneumo-spasme. Mais ce qui réussit à l'un ne réussit pas toujours à l'autre ; c'est le plus souvent une question de tâtonnements, de choix individuel difficilement explicable. Et telle poudre ou telle cigarette qui a merveilleusement agi pendant des mois ou des années est frappée brusquement d'impuissance, sans qu'on sache pourquoi, sans abus même ni saturation probable. Il faut changer, essayer autre chose.

On connaît le mode d'emploi de ces substances. Il

faut respirer à fond, avaler la fumée en avalant aussi la salive.

L'usage opportun et modéré de ces poudres est sans inconvénient. Mais les malades sont tentés d'en user largement, trop largement, et augmentant peu à peu la dose utile sous l'empire de la nécessité ou de l'habitude, finissent par un véritable abus. Et il faut savoir que ces fumées tout imprégnées de poisons actifs, maniées inconsidérément, peuvent provoquer certains accidents toxiques, variables d'intensité ou de forme, suivant l'idiosyncrasie de sujet ou la prédominance de la belladone ou de la stramoine dans la substance médicamenteuse employée. Alors c'est le stramonisme, ou le daturisme, aigu ou chronique, l'atropinisme, avec leurs symptômes classiques, la sécheresse de la gorge, la mydriase, les vertiges, les hallucinations, le délire, le tremblement et les spasmes, accidents sur lesquels doit s'ouvrir l'attention du médecin et qu'il se gardera bien de rapporter à l'asthme lui-même, d'après la juste remarque de Brissaud.

Je connais des asthmatiques qui ne se couchent pas sans avoir au préalable, et sans nécessité, fumé une de leurs cigarettes favorites ; sans cette précaution, ils ne dormiraient point, prétendent-ils. Leur cigarette fumée, avalée, ils s'endorment avec une tranquille sécurité. C'est la satisfaction d'un besoin artificiel, et une médication de pure suggestion. D'autres, guéris depuis longtemps, ne fument plus, mais les cigarettes reposent sur la table de nuit, à portée de leur main, et le jour ils les gardent sur eux, religieusement, comme de précieuses amulettes.

On peut aussi avoir recours aux pulvérisations nasales avec l'appareil Lancelot, ou tout autre appareil anglais ou américain.

Quelques asthmatiques se trouvent bien d'inhaler des gouttes d'éther, de chloroforme, d'iodure d'éthyle. Moyens peu à recommander à cause de l'usage abusif que sont toujours tentés d'en faire les malades de ce genre. Les asthmatiques sont candidats à toutes les mauvaises habitudes, à toutes les manies médicamenteuses.

2° Accès moyen. — La dyspnée est plus marquée, sans être trop violente ; elle est surtout plus longue ; les râles catarrhaux sont plus abondants. C'est une crise moyenne de quelques jours, de deux à cinq environ.

On doit commencer par asseoir le malade la tête haute, tous vêtements desserrés, fenêtre ouverte d'une chambre haute et claire, car l'obscurité accroît l'angoisse dyspnéique. Lit ou fauteuil à volonté, mais immobilité presque absolue.

On essaiera les poudres et les cigarettes habituelles indiquées plus haut, ou on aura recours à la *pyridine* qui diminue le pouvoir de réflectivité cérébro-spinale et augmente les sécrétions (une cuillerée à café dans une soucoupe placée dans la chambre, en renouvelant deux ou trois fois par jour) (G. Sée).

Appliquer des ventouses sèches, des cataplasmes sinapisés, des pédiluves, manuluves.

Faut-il employer des remèdes, et quels sont-ils ?...
Il est préférable de s'en passer si l'on peut ; sinon, si
l'on a la main un peu forcée, la médication varie suivant qu'il s'agit de la phase spasmodique ou de la phase
purement catarrhale.

A la phase spasmodique, à titre de médicament
abortif, essayer l'*antipyrine*, modérateur du système
nerveux, qu'on donnera à 1 ou 2 grammes par jour,
en trois ou quatre prises, au moment des repas. —
Parfois le *sulfate* ou le *bromhydrate de quinine* est
suivi des mêmes heureux effets : 1 gramme à 1 gr. 50
par jour — tous les deux jours — en plusieurs cachets.
— Je me suis quelquefois bien trouvé d'administrer
l'*ipéca*, à dose vomitive, comme chez les enfants.

A cette même phase spasmodique est-il utile de prescrire l'iodure ?... Oui et non, cela dépend des cas.
Voici, pour mon compte, la ligne de conduite que j'ai
adoptée :

Quand le sujet est vierge d'iodure, j'en prescris une
dose massive, 2, 3 grammes par jour, et c'est parfois,
en pareil cas, un médicament héroïque, jugulant l'accès aussi bien que la morphine. Le plus souvent l'action, au lieu d'être aussi merveilleuse, se borne à une
heureuse efficacité. Et suivant la dominante « seconde »
on associe l'iodure à tel ou tel médicament approprié :
l'*opium* pour la toux — le *chloral* pour l'insomnie — le
bromure pour l'excitation nerveuse générale — la *teinture de digitale* quand il y a insuffisance urinaire, etc., etc.

Y a-t-il longtemps que le sujet ne prend pas de
l'iodure — des mois par exemple —, ou bien, en état

actuel d'ioduration systématique, estime-t-on que la dose quotidienne a été insuffisante, prescrire la dose massive *ut supra*. Améliore-t-elle, la continuer ; sinon la cesser immédiatement, et se borner à prescrire par ailleurs la médication symptomatique.

Au contraire, l'accès se produit-il chez un malade en état d'ioduration méthodique et rationnelle — comme durée et comme dose — éclate-t-il par conséquent malgré l'iodure, cesser immédiatement celui-ci, probablement contre-indiqué ou mal toléré. Et cette brusque cessation suffit parfois, à elle seule, à soulager le malade.

Règle générale il y a contre-indication, sinon absolue, du moins relative, chez les cardiaques, chez les brightiques, chez les grandes hépatalgiques avec ou sans congestion objective. Dans tous ces cas, doses moindres ou moins prolongées d'iodure de potassium.

Un excellent médicament dans ces accès moyens, dans ces crises moyennes, est l'*Eupnine Vernade*, à l'iodure de caféine, que l'on peut donner même quand les autres iodures sont contre-indiqués ou mal tolérés ; 1 à 2 cuillerées à café par jour, dans un peu d'eau sucrée : fractionner les doses si l'on veut, ne point prescrire trop longtemps— de trois à cinq jours; c'est la meilleure façon d'en réserver la remarquable activité. C'est un médicament qui m'a donné presque toujours de très bons résultats (1).

---

1. D'après Ed. Weil, l'iodure de caféine agirait surtout par la caféine, qu'on peut employer pure. On s'est servi également du citrate de caféine.

Si, dans cette même phase spasmodique, au lieu d'avoir affaire à une forme sèche, ou à peu près, on se trouve en présence d'une forme plutôt humide, on peut s'adresser de préférence à l'*atropine* : **2** à **4** granules par jour. Médication à surveiller.

Une fois le spasme vaincu et la période catarrhale installée, on aura recours aux inhalations émollientes, aux balsamiques, à la terpine, au kermès. Au besoin, on prescrira utilement, pour quelques jours, un peu d'*émétique* : 0 gr. 05 sur 120 grammes d'eau — 2 cuillerées à café par jour, aux repas, ou bien on peut revenir à l'iodure de potassium, mais *à petites doses :* 0 gr. 60 à 0 gr. 80 par jour.

Dans tous ces cas de crises moyennes, j'ai toujours l'habitude de débuter par un balayage intestinal : purgation légère, saline de préférence. Chez les *forts*, diète lactée absolue : **2** litres à **2** litres et demi de lait coupé d'eau de Vichy. Et en même temps, boissons chaudes et diurétiques pour les faire uriner abondamment (1). Les malades de cette catégorie n'ont qu'à gagner, de toutes façons, à ce régime sévère. — Chez les *faibles*, lait, œufs peu cuits, potages, purées, vin de Bordeaux sucré en petite quantité ; mais pas de repas proprement dit, quand bien même ils auraient de l'appétit. Il ne faut ni « charger » l'estomac, ni imposer une digestion longue. Enfin on aura soin d'obtenir des selles quotidiennes.

----

1. C'est en pareil cas que l'on peut aussi prescrire la diurétine — 1, 2 grammes par jour — conseillée par R. Von den Velden.

3° Accès majeur avec ou sans crise longue. —
Qu'il succède à une crise légère, moyenne, ou qu'il
éclate plus brusquement, c'est l'accès de dyspnée violente, insupportable, résistant aux agents médicamenteux sus-indiqués et ne cédant, au moins temporairement, qu'à l'administration de la morphine. Celle-ci
renforce l'impulsion du cœur, diminue la tension artérielle par vaso-dilatation et constitue en pareils cas le
meilleur et le plus rapide des sédatifs nervins.

On la donne en potion et en injection; règle générale, mieux vaut l'injection. On l'associe utilement à
l'atropine. La formule classique est:

<pre>
Chlorhydrate de morphine . .   0 gr. 40
Sulfate d'atropine.   . . . .   0 gr. 01
Eau distillée. . . . . . .   40 grammes.
</pre>

(1 à 3 injections par jour, si c'est nécessaire).

Il faut être très prudent dans le maniement de la
morphine, car personne ne devient aussi facilement
morphinomane qu'un asthmatique. Le merveilleux
soulagement invite à l'usage répété du « divin » poison ; c'est humain, mais dangereux pour l'avenir. Le
besoin artificiel succède au besoin pathologique, et la
morphinomanie d'abord modérée, puis massive, s'installe sournoisement. Au Mont-Dore où nous voyons
d'assez fréquents accès, nous sommes sobres de piqû-
res, et nous avons pour principe de résister aux
prières ou aux sommations inconsidérées de certains
malades.

Le malade en est-il à sa première piqûre, il importe

de tâter sa susceptibilité, afin de s'épargner toute surprise fâcheuse. On ne fera qu'un tiers d'injection, ou une demie, quitte à répéter dans la journée si la morphine est bien supportée, et si les circonstances continuent à l'exiger.

Toutefois, malgré de légitimes appréhensions, quand la morphine est indiquée, il faut savoir ne pas trop attendre, et si nous devons résister à quelques-uns, nous devons l'imposer à d'autres.

Il est en effet un moment *optimum* de l'intervention morphinique; non seulement on abrège les souffrances actuelles du malade, on diminue la fatigue du cœur et des poumons, mais on abrège la durée de la crise ultérieure, ou même on la jugule. Temporiser plus qu'il ne convient, c'est recueillir un service moindre ou s'exposer à un échec complet. Il y a là une appréciation d'opportunité que doit rapidement trancher le thérapeute.

Une question se pose à propos de l'emploi de la morphine. Comment se conduire dans les accès « morphinisables » d'anciens morphinomanes guéris ? Point délicat, presque un cas de conscience à résoudre. Mieux vaut alors administrer le médicament en potion, ou prescrire l'*héroïne*, et ne pas risquer de réveiller de vieux souvenirs par l'exhibition et le contact d'une seringue de Pravaz. On n'en fera usage qu'à la dernière extrémité, comme cela m'est arrivé deux fois dans le cours de ma carrière, sans suites fâcheuses d'ailleurs et sans rappel de l'ancien « péché ».

Si une ou deux injections suffisent pour triompher

de la violence de l'accès et enrayer la crise, on doit laisser reposer le malade sans le médicamenter. Sinon, si la crise continue plus ou moins longue — six, huit, dix jours — mais avec des phénomènes spasmodiques atténués, plus supportables, et qu'elle paraisse se terminer en *lysis*, on appliquera la thérapeutique totale, — externe, médicamenteuse, diététique — exposée à propos de l'asthme « moyen ».

4° **Accès subintrants.** — L'accès se termine par une crise d'intensité dyspnéique et de durée variables, la crise engendre un nouvel accès et celui-ci une nouvelle crise, et ainsi de suite pendant dix, quinze jours, trois, quatre ou cinq semaines, deux mois. C'est un cercle vicieux dont il semble qu'on ne sortira jamais, « un état de mal » asthmatique aigu ou subaigu.

En pareils cas, il faut se garder d'une médication systématique quelle qu'elle soit ; l'état catarrhal et l'état spasmodique changeant pour ainsi dire au jour le jour ne permettent point de formuler à longue échéance. Donc pas d'iodure, pas de bromure, pas de chloral, pas d'opium prescrits pour plusieurs journées, car le lendemain ou le surlendemain ils peuvent être formellement contre-indiqués, ou bien le malade se trouve beaucoup mieux de ne rien prendre. Il faut se borner à surveiller l'asthmatique, à parer aux plus pressants besoins, et pratiquer la seule thérapeutique d'urgence en prescrivant pour vingt-quatre ou trente-six heures au plus.

Ordonner le repos absolu, même dans la période de sédation relative, car le moindre effort, ou une conversation un peu prolongée, rappelle la dyspnée. — Injection de morphine au culmen des accès. — Essayer l'Eupnine Vernade qui, en pareils cas, donne habituellement de bons résultats, mais ne la prescrire qu'à doses discontinues. — Y a-t-il de violents accès de toux spasmodique, ce qui n'est pas rare, donner l'*œthone* de préférence à l'opium qui nuit un peu à l'expectoration : (40 à 80 gouttes, en 3 ou 4 fois).

Les moyens externes réussissent parfois mieux, en telle concurrence, que les agents médicamenteux. Ventouses, cataplasmes sinapisés ; ou mieux encore pointes de feu en avant ou en arrière du thorax, application d'huile de croton et d'huile d'olive — sauf chez les femmes et les enfants ; — enfin si tout cela échoue, ordonner un large vésicatoire, s'il n'y a pas de contre-indication par ailleurs. C'est parfois le meilleur moyen d'enrayer la série de ces accès subintrants.

Alimenter le malade d'une façon suffisante, mais à doses légères. Insister sur le lait, les boissons chaudes. — Œufs sans pain, purées, potages aux pâtes. —Soutenir avec vin vieux sucré, café, champagne coupé d'eau, etc., etc.

Surveiller les urines au point de vue quantité et analyse qualitative, et surveiller le cœur ainsi que le conseillent les classiques. Conseil à suivre rigoureusement quand il s'agit de cardiopathies avérées ou de malades âgés, mais chez les sujets jeunes et même d'âge mûr, c'est une préoccupation plutôt théorique qu'imposée par l'évidence des faits. Pour ma part, chez les malades de ce genre, purement neuro-arthritiques, j'ai toujours vu le cœur se comporter vaillamment et triompher victorieusement de violents orages, malgré d'impressionnantes tachycardies ou d'affolantes arythmies. Il ne faut donc pas se laisser trop effrayer par des accidents qui relèvent plus, en l'espèce, de la médication antispasmodique que de la cardio-thérapie usuelle. Rien n'empêche d'ailleurs de donner un peu de caféine, en solution ou en injection, ou de la teinture de digitale. J'estime que le pronostic des accès subintrants, surtout à partir d'un certain âge, s'établit moins sur le cœur que sur l'état du poumon. Avec un certain degré d'emphysème, favorisant l'encombrement bronchique et l'asphyxie, ils peuvent être des plus redoutables. En pareils cas, il faut surtout lutter contre l'état catarrhal ou congestif.

L'intestin doit toujours être libre. S'il y a fièvre, laxatifs larges ou lavements.

On observe parfois des évanouissements, des syncopes, surtout chez la femme ; on les traitera par les moyens ordinaires, au besoin piqûre d'éther. D'autres fois, c'est du délire, de l'ictus laryngé, accidents plus impressionnants que graves qui ne méritent pas la surcharge de la médication en cours. Bien entendu on ne confondra pas ce délire, d'ordre psycho-mécanique, avec les hallucinations produites par l'abus des poudres ou cigarettes anti-asthmatiques, lesquelles sont à rejeter en pareils cas.

5° **État de mal prolongé, chronique.** — L'asthme est parfois une maladie d'effroyable persécution qui inflige de longs martyres. Il ne s'agit plus de souffrances

pendant quelques semaines, mais pendant des mois, une
année, des années. C'est le régime chronique, agrandi et
aggravé, des accès subintrants, avec d'épouvantables
et longs paroxysmes suivis de détentes relatives qui ne
sont que des angoisses plus conscientes et de plus
lentes asphyxies. Des asthmatiques passent de soixante
à quatre-vingts nuits sans pouvoir se mettre au lit,
d'autres demeurent des mois couchés, d'autres enfin,
pendant un an, deux ans, errent lamentablement de
chambre en chambre attendant en vain une trêve qui
ne vient pas ; ou bien sur une période de deux, trois,
quatre ans, on compte les semaines exceptionnelles de
répit, les rares jours où les poumons respirent à peu
près normalement. Et il semble que tout doive échouer,
que tout échoue, contre ce mal implacable, marqué
d'un sceau d'inéluctable fatalité ; le médecin décou-
ragé renonce à la lutte, et les malheureux, désespérés,
que la longueur et la violence des accidents semblent
toujours vouer à une mort prochaine, parlent du suicide libérateur qui mettrait fin à leurs tortures.

Les formes de ce genre, heureusement rares, peuvent
se rencontrer dans les trois catégories de malades suivantes : les grands uricémiques, certains tuberculeux,
les asthmo-neurasthéniques de pathogénie gastro-intestinale vraisemblable, que j'ai déjà signalés.

Les uricémiques réduits à cette extrémité sont des
malades mal dirigés ou qui se sont affranchis de toute
tutelle hygiénique et diététique. En pareils cas, tout
en s'occupant des phénomènes symptomatiques suivant
la méthode exposée plus haut, il faut instituer le régime

convenable et la médication causale. Boissons abondantes, lait coupé d'eau de Vittel ou d'eau de Vichy ; comme remèdes, on prescrit surtout la piperazine, le lycétol, ou même encore l'urotropine, l'urodonal, dissolvants énergiques de l'acide urique : trois cuillerées à café par jour entre les repas, pendant une semaine ; cesser quelques jours, puis reprendre.

L'état de mal chez les tuberculeux reconnaît habituellement pour causes l'inflammation ou le tiraillement du pneumogastrique, ou sa compression par une masse ganglionnaire, de volume variable, décelable ou non par la radioscopie ; c'est l'« asthme-névrite ». — Les dilatations aortiques peuvent aboutir au même syndrome chronique. — D'autres fois, il s'agit de tuberculeux guéris ou à peu près, mais avec une sclérose diffuse et profonde, avec un emphysème énorme masquant de vieilles cavernes cicatrisées. Dans ces divers cas, pour atténuer autant que faire se peut la violence et la continuité des accidents, il n'est malheureusement qu'un seul traitement utile, c'est l'usage *systématique* de la morphine. Tout le reste échoue. Il faut donc en passer par là, quoi qu'il en coûte, et quels que soient les inconvénients ultérieurs, en admettant qu'ils aient le temps de se réali ser.

Chez les asthmo-neurasthéniques, tout l'art consiste à nourrir le malade, malgré tout et malgré lui-même, à l'arracher ainsi à cette anorexie instinctive ou volontaire qui est le prélude de la cachexie. Sinon, il est difficile de remonter le courant, la convalescence est aussi longue et aussi dangereuse que la maladie, et le malade, guéri de son asthme, n'ayant plus la force d'une réaction spasmodique, finit par mourir de misère physiologique. Donc *nourrir*, telle est la dominante thérapeutique. En même temps, on sera autant que possible sobre de morphine, et on surveillera le fonctionnement de l'intestin.

C'est dans les divers cas de ce genre que j'ai conseillé le retour aux *cautères* ou au *sétons*, à titre d'exutoires utiles et de dérivatifs permanents, m'appuyant sur des faits cliniques spontanés et sur la théorie des abcès de fixation (1). Brissaud rapporte un cas signalé par Letulle, où une longue crise chez un cachectique fut brusquement dénouée par l'apparition d'un zona cervical, qui du même coup guérit à jamais la névrose. J'ai vu des asthmatiques notablement soulagés par la production spontanée d'abcès dentaires, ganglionnaires, et je viens d'observer le fait intéressant suivant : une jeune femme de vingt-six ans, très arthritique, avec un asthme continu pendant cinq ans, d'intensité variable, soignée — à tort d'ailleurs — par des injections de cacodylate de soude ; à la suite d'une piqûre, furoncle, puis série de furoncles énormes qui nécessitent deux opérations sous anesthésie ; le tout dure six mois, et pendant ces six mois pas l'ombre d'asthme ; les furoncles guéris, *l'asthme reparaît, mais atténué.* — Enfin je connais tels asthmatiques chroniques porteurs de cautères ou de sétons et qui s'en trouvent bien.

1. Asthme et abcès de fixation. Moncorgé, in *Revue du Mont-Dore*, 1907).

6° **Accès chez les enfants.** — Chez l'enfant, le traitement est sensiblement le même que chez l'adulte.

Dans la première enfance, on donnera l'ipéca : 0 gr. 10
par année d'âge (Comby), ou la teinture de lobélie (Moncorvo). On appliquera des cataplasmes, au besoin des
ventouses sèches. Comme régime, lait et tisanes chaudes. S'il y a lieu petits lavements.

Dans la seconde enfance, en outre de ces divers
moyens, on pourra employer les injections de morphine,
d'après cette formule de Comby :

> Chlorhydrate de morphine . . . . . .   0 gr. 01
> Sulfate d'atropine . . . .   0 gr. 001
> Eau de laurier-cerise . . . .   10 gr.

(1 à 4 seringues dans les 24 heures).

Si l'enfant n'a jamais été ioduré, on prescrira utilement, en plein accès, l'iodure de potassium.

Aussi bien pour la médication causale ou pathogénique que pour la médication de l'accès, j'ai multiplié
à dessein les types et les formes cliniques afin de serrer
de plus près la réalité et de proposer un guide thérapeutique plus sûr. On conviendra sans doute, après
cet exposé, que ce n'est pas toujours une tâche aisée
de traiter un asthmatique, et on aura raison de conclure
ainsi. Bien plus, après s'être péniblement orienté au
milieu de ces formes si variées, de ces types si divers,
de nouvelles difficultés peuvent naître de réactions individuelles paradoxales, d'idiosyncrasies déroutantes qui

mettent en échec la médication la plus rationnellement instituée. Il ne faut ni s'en étonner, ni se décourager. Certains cas comportent une série d'essais aléatoires et de tâtonnements forcés aussi bien dans la période intercalaire que pendant l'accès ; avec cette différence que dans la première le médecin a le temps de faire ce qu'il veut, dans le second il fait ce qu'il peut.

CHAPITRE III

Asthme nasal

Dans l'asthme quel qu'il soit, on a tout à gagner à assurer une respiration nasale physiologique. On devra donc, en dehors même de tout postulat étiologique, libérer le nez des polypes, des déviations de cloison importantes, des hypertrophies massives, en tant qu'ils sont un obstacle au jeu normal de la respiration ; à plus forte raison s'il est un rapport présumé de cause à effet entre l'asthme et la lésion nasale. Mais en pareils cas, qu'il s'agisse d'exérèse de lésions évidentes ou d'interventions plus légères tendant à modifier l'état anatomo-physiologique de la muqueuse, le médecin sera prudent dans ses affirmations et réservé dans ses promesses. Il peut y avoir surprises, mécomptes, et le malade vous tient rigueur d'un espoir déçu. Une erreur est possible, en effet, partielle ou totale sur l'importance attribuée au facteur nasal, ou bien d'autres causes associées, ou d'autres causes ultérieures maintiennent l'asthme malgré une méthode thérapeutique proposée et acceptée comme radicale.

J'ai vu bien des exemples de ce genre où de multiples interventions ont été couronnées d'insuccès notoires ! Aussi conseillé-je toujours, dans les cas d' « asthme pneumo-bulbaire préjugé d'origine nasale », de ne promettre que « sous conditions » et, tout en faisant le nécessaire du côté du nez, de ne rien négliger au point de vue du traitement général. Il faut sur ce terrain une étroite collaboration du médecin et du spécialiste, et on ne saurait trop prendre de précautions thérapeutiques... et oratoires contre un échec possible.

Voilà, d'une façon très générale, comment on peut envisager la thérapeutique chirurgicale préventive de l'asthme pneumo-bulbaire d'origine nasale ; — les détails en seront indiqués plus loin. Quant au traitement de l'accès, il ne diffère en rien du traitement que nous connaissons, sauf adjonction de cocaïne, appliquée localement — badigeonnage ou pulvérisation avec solution à 1 0/0 — qui procure parfois un certain soulagement.

Mais à côté de cet asthme nasal broncho-spastique où le nez joue le rôle de zone asthmogène; au même titre que tout autre organe, il est un autre asthme nasal, de forme clinique assez individualisée, où le nez est à la fois la cause et l'unique théâtre, ou à peu près, des accidents spasmodiques ; je dis à peu près, car il leur arrive parfois de déborder hors du champ primitif, en vertu d'une loi de propagation bien connue ; toutefois, même en telle occurrence, le début et le maximum des accidents restent très localisés. Cet asthme nasal comprend toute la gamme des rhino-spasmes, tous les coryzas paroxystiques, à forme sèche, humide, à forme périodique, apériodique. Or, quelle que soit la dominante clinique, spasmodique ou vaso-congestive quel que soit le rythme de l'apparition, régulier ou irrégulier, toutes ces rhinites ont un fonds commun, des traits communs, et relèvent d'une thérapeutique commune. Savoir traiter les unes c'est savoir traiter les autres, et, au lieu de se livrer à d'inutiles répétitions, il paraîtra naturel et il suffira de choisir, comme exemple, le type clinique le plus fortement et le plus originalement individualisé, c'est-à-dire le *rhume des foins*.

Je l'envisagerai successivement dans son hygiène prophylactique, dans son traitement médical, dans son traitement chirurgical, dans ses accès.

§ I. — HYGIÈNE PROPHYLACTIQUE.

Soustraire le malade à la cause déterminante de l'accès, tel est le but du traitement préventif.

C'est à partir du mois de mai, vers le 20 environ, plus tôt même si la saison est chaude, qu'éclatent les accès d'éternuements lorsque le citadin fait une promenade à la campagne. Une fois prévenu, et sachant les ennuis qui l'attendent, le malade ne devra donc pas quitter la ville jusqu'à la fin du mois de juin, et les ruraux, de leur côté, feront bien de se réfugier au cœur des grandes cités, si cet exode leur est possible. N'allons pas croire toutefois que les grandes villes mettent à l'abri des accès, — la diffusion des pollens est facile et leur transport à longue distance,

et une si faible quantité suffit chez certains idiosyncrasiques, — mais les crises y sont habituellement moins
violentes. D'autre part, la médaille a son revers avec la
floraison de certaines espèces d'arbres asthmogènes qui
ornent les squares, les places, les quais, les boulevards :
tilleuls, platanes, marronniers, etc.

Le mieux serait de garder la chambre pendant toute
la période critique, fenêtres et portes closes, et je connais
des malades particulièrement éprouvés qui s'y résignent.
Mais ce moyen héroïque n'est pas à la portée de tous,
pour des raisons diverses faciles à comprendre, et
bien peu ont le courage ou le pouvoir de se claus-
trer ainsi, de se condamner à cette « retraite » pollinique.

Si on est obligé de sortir, qu'on évite le grand soleil
du milieu du jour, car on connaît le rôle joué parfois
par la lumière trop vive, la lumière crue ; qu'on ait
un chapeau à larges bords, et de grandes lunettes de
verre noir encadrant complètement l'orbite. Les Anglais
engagent leurs malades à se garantir la face d'un voile
spécial, de gaze de soie légère, et M. Mackenzie conseille de placer dans les fosses nasales de petits tam-
pons de coton pour filtrer l'air.

Au lieu de ce filtrage de l'air, et pour donner à la
muqueuse nasale un véritable vernis protecteur annu-
lant ou amoindrissant l'action des agents irritants extérieurs, Garel emploie avantageusement les pulvérisations de vaseline liquide pure ou mélangée de salol
ou de menthol à 1/20 (1). On applique l'huile de vase-

1. Garel. *Rhume des foins.*

line soit au pinceau soit au moyen d'un pulvérisateur
spécial. Sajous et Lermoyez sont également partisans
de l'emploi de la vaseline.

Autant que possible on évitera les vents et les moyens
de locomotion qui exposent au soulèvement des poussières, bicyclette, voiture, automobile. Même recom-
mandation pour les sports. Si l'on peut, on changera
de climat ; on quittera la plaine pour un séjour d'altitude, mais à condition de quitter la montagne à son
tour quand, plus tardivement, s'y installe la période
des foins. Il faut fuir devant l'ennemi.

Les Anglais et les Américains conseillent le séjour
sur le littoral où la brise de terre seule risque de donner quelque accès. Le remède le plus efficace serait un
voyage sur mer pendant toute la période du rhume des
foins. Remède aussi souverain que peu pratique ; les
longues croisières ne sont pas à la portée de tout le
monde.

§ II. — Traitement médical.

Le rhume des foins n'est qu'une variété de rhinite
spasmodique et toutes ces rhinites dénoncent un état
d'hyperexcitabilité locale sous la dépendance de l'hyperexcitabilité générale, et cette hyperexcitabilité générale dénonce à son tour, nous le savons, une intoxication ou une infection sous-jacente. Théoriquement,
toute intoxication et toute infection peuvent conditionner le coryza des foins, et je l'ai déjà signalé dans la

prétuberculose ou dans la tuberculose en évolution, mais ce n'est qu'une exception. Pratiquement le rhume des foins, le hay-fever, de même que toute la gamme des coryzas spasmodiques, périodiques, apériodiques, accusent surtout l'intoxication arthritique, spécifiée par l'uricémie ou, plus vaguement, par l'ensemble de nombreux dérivés toxiques attribués aux *ingesta*. Trousseau et Guéneau de Mussy ont considéré le rhume des foins comme une manifestation arthritique, et de nombreux auteurs se rallient à cette théorie de la cause constitutionnelle : Bondet, Leflaive, Lermoyez, Garel, Molinié, Norton Wilson, etc., etc. Et comme ces coryzas paroxystiques ne sont à tout prendre que des formes asthmatiques réduites, c'est prévoir qu'ils relèvent du traitement général de l'asthme neuro-arthritique, — hygiène, hydro-minéralisation, régime, agents médicamenteux — auquel s'ajoutent des moyens secondaires variables, suggérés par la directe accessibilité de l'organe.

Pour l'hygiène et le régime, Rumbold et Norton Wilson conseillent de les appliquer sévèrement un mois ou deux avant l'éclosion habituelle des accès. D'après Percepied, Jacquet a pu guérir des malades par la diète chlorurée (1).

Comme remèdes internes, tous les anti-spasmodiques et névrotoniques ont été vantés tour à tour :

(1) En dehors du coryza constitutionnel, diathésique, il peut s'agir d'une rhinite vaso-réflexe d'origine viscérale, gastrique, hépatique, intestinale. En ce cas, la médication préventive sera, naturellement, causale. L'examen de ces malades doit donc être général, aussi complet, aussi approfondi, que chez les asthmatiques pneumo-bulbaires.

opium, belladone, solanées diverses, bromures, iodures, etc.

Certains auteurs préconisent l'emploi systématique des alcalins pour combattre l'uricémie, en empêchant l'élévation du taux de l'acide urique dans le sang. D'autres affirment que les alcalins sont sans action sur l'acide urique (P. Fauvel, H. Labbé). Quelques-uns enfin, Bishop, Norton Wilson, déclarent que l'usage des alcalins est formellement contre-indiqué, comme tendant à favoriser l'uricémie. Bishop prescrit une préparation acide de phosphates, associant à cette médication quelques doses de morphine et d'atropine. Il est également favorable à l'usage prolongé de la lithine (30 à 60 centigr. par jour), médicament que rejettent Haig et Norton Wilson. Celui-ci administre de préférence l'acide sulfurique aromatique ou l'acide phosphorique et prescrit le salicylate de soude, trois fois par jour, à doses de 10 à 25 centigrammes.

Belbèze, qui rejette l'iodure, conseille les injections de cacodylate de soude, un mois au moins avant l'accès. Heymann, admettant que l'hypothyroïdisme peut être une cause de rhume des foins, traite avec succès quelques cas par l'extrait du corps tyroïde.

Le Mont-Dore est aussi indiqué dans le coryza des foins, dans l'asthme des foins, que dans l'asthme ordinaire et produit les mêmes heureux résultats. Indépendamment de son usage interne, de son action générale constitutionnelle, anti-diathésique, l'eau thermale s'emploie localement en inhalation, en douche nasale, en bain nasal, en pulvérisations nasales et dépose son enduit siliceux sur toute la surface de la muqueuse. On utilise également — et c'est une excellente méthode — les gaz captés des sources où domine l'acide carbonique, agent anesthésique précieux contre les affections spasmodiques.

On peut essayer localement, à titre préventif, les pulvérisations nasales, humages ou « reniflages » avec de l'eau de Cologne dédoublée, de l'eau-de-vie dédoublée ou au 1/3, de l'eau salée, afin d'endurcir la muqueuse et de la rendre moins susceptible.

§ III. — Traitement chirurgical.

Les lésions nasales évidentes sont assez rares dans le rhume des foins ; on peut donc en faire abstraction pour ne s'occuper que de la pituitaire hyperesthésiée et presque toujours congestionnée.

Quelle conduite à tenir en pareils cas, en dehors des petits moyens locaux déjà proposés pour atténuer l'excitabilité réflexe de la muqueuse ?... La méthode habituellement employée est la cautérisation, chimique, ignée.

La cautérisation chimique a fort peu de partisans en France. A l'étranger, on a préconisé successivement l'acide nitrique, l'acide chromique (Frankel, Heryng), l'acide acétique (Sajous). L'emploi des deux premiers est à rejeter, car ils sont de manipulation difficile et même dangereuse. L'acide acétique, d'un emploi plus commode, aurait donné des résultats satisfaisants.

La cautérisation ignée, par le galvanocautère, est la

méthode de choix ; c'est celle qui a rallié le plus de suffrages, en France et à l'étranger (Roe, Kœller, Allen, Moure, Baratoux, Garel, etc.). On la pratique de préférence sur le cornet inférieur préalablement anesthésié par la cocaïne, quelquefois sur le cornet moyen, exceptionnellement sur la cloison — cinq ou six raies de feu, étagées dans les deux fosses nasales, en procédant d'arrière en avant. Les uns opèrent légèrement, de simples attouchements ignés, ne cherchant qu'à modifier l'épithélium ; les autres labourent profondément, obtenant de fortes rétractions et fatalement la destruction d'un certain nombre d'éléments nerveux, et attribuent les insuccès de la méthode à la timidité de l'intervention. C'est la main lourde et la main légère.

Certains spécialistes sont partisans de l'intervention préventive, quelque temps avant l'accès ; d'autres préfèrent opérer en pleine crise, deux ou trois séances espacées d'une dizaine de jours.

Quels sont les résultats de la méthode en dehors de tout traitement général ? Brissaud, Jacques, Bichaton, etc., ont signalé l'insuffisance fréquente du traitement nasal. Quelques spécialistes, par contre, vantent la précellence de son emploi exclusif : « C'est à la cautérisation seule, dit Garel, que l'on doit attribuer les résultats les plus sûrs et les plus brillants. » « Mais, ajoute-t-il, il ne faut pas être trop ambitieux ; si les améliorations importantes sont pour ainsi dire la règle, les guérisons complètes sont l'exception »... Que penser de cette divergence d'opinions, et comment conclure pratiquement ?

Nous savons que l'excitation réflexe de la muqueuse nasale est conditionnée par l'excitabilité générale ; celle-ci est la cause première, celle-là la cause seconde, un effet, comme une pathogénie de deuxième plan. Une logique élémentaire veut qu'on s'occupe d'abord et surtout de la cause première et que, en conséquence, le traitement médical prime le traitement chirurgical. S'hypnotiser sur la seule zone asthmogène, ne voir que le nez dans le phénomène nasal, c'est regarder avec un œil de myope, c'est ne faire que de la physio-pathologie incomplète, c'est s'exposer à méconnaître le *primum movens*, sans compter d'autres mécanismes organo-fonctionnels, — gastrique, hépatique, intestinal, — qui relient ceci à cela par une chaîne ininterrompue et nécessaire. Un spécialiste ne doit pas être un pur « localiste », il doit être aussi « généraliste » et capable de synthèse. Cautériser un nez, c'est ne traiter qu'un effet, traitement insuffisant. Détruire l'épithélium, détruire des éléments nerveux de la muqueuse nasale, est au fond d'une thérapeutique brutale et quelque peu barbare, et, toutes proportions gardées, — s'il est permis de comparer de petits inconvénients aux grands, — il serait aussi logique de songer à l'amputation du gros orteil pour guérir la goutte (1) ! Je sais bien que de telles interventions locales tendent à supprimer le lien d'union entre le terrain neuro-arthritique et l'agent irritant extérieur, comme le dit Garel, et que de cette manière l'acte réflexe devenant impossible la crise n'a

1. Yonge vient de proposer et de pratiquer la résection du nerf nasal. Une telle opération est à rejeter.

plus lieu. Mais, à moins de destructions irrémédiable qu'il faut bien se garder d'infliger, ces liens d'unions reparaissent et « raccrochent » le terrain à l'agent extérieur. Et tout est à recommencer, et on recommence parce que c'est simple, facile, et que, à tout prendre, le malade aime mieux bénéficier de petits résultats immédiats pour une affection d'ailleurs passagère, que de s'imposer une thérapeutique de longue haleine qui le gêne dans ses habitudes, et dont l'importance causale lui échappe.

Que conclure donc ?... Il faut conclure au double traitement, général, local, si l'on veut obtenir non pas des améliorations, mais des guérisons. Il faut se guider d'après l'espèce. Si l'on compte avoir du temps devant soi, instituer le traitement général, sans toucher à la muqueuse nasale. Sinon, si l'on est pris de court, cautériser aussi efficacement que possible ; la cautérisation est une thérapeutique de semi-urgence ou d'urgence ; elle relève du traitement de l'accès, du traitement symptomatique plus que du traitement pathogénique, lequel doit toujours être l'idéal du médecin. Mais avec la cautérisation, et en pleine crise, il faut avoir grand soin de prescrire *en même temps* le traitement général ; c'est sagesse pour l'avenir et ce peut être de bonne précaution même pour le présent. Chez certains uricémiques en effet, chez certains goutteux, il est parfois imprudent de supprimer brusquement une manifestation spasmodique ou vaso-sécrétoire, c'est un exutoire utile ; la diathèse abandonnée à elle-même tend à se faire jour sur un or-

gane plus important et d'après un mode plus pénible.
Au contraire traitée à sa source, et pour ainsi dire ta-
rie « en amont », on peut sans inconvénients fermer
« à l'aval ».

§ IV. — TRAITEMENT DE L'ACCÈS.

On peut essayer de soulager les accès par un traitement local et par un traitement médical proprement
dit.

Comme traitement local, en dehors de la cautérisation déjà indiquée, il est un certain nombre de moyens
médicamenteux qu'il est utile de connaître, et qui s'ap-
pliquent sous des formes variées: inhalations, poudres,
badigeonnages, etc., etc.

On a employé un grand nombre de substances en
inhalations : vapeurs de camphre, de chloroforme,
d'acide phénique, etc. M. Mackenzie dit avoir obtenu
d'excellents effets par les vapeurs de chlorhydrate
d'Az H². Quelques auteurs ont préconisé le chlorure
d'ammonium. — H. Mollière conseille les inhalations
d'eau de Cologne ; Leflaive, le baume de Fioravanti ;
Lermoyez et Mahu se sont servis de l'air chaud.

Diverses poudres calmantes ou modificatrices ont été
vantées ; le sous-nitrate de bismuth par Leflaive, l'or-
thoforme par Lichtwitz, la poudre à base de menthol
par certains auteurs, Garel entre autres. Leur usage
est inoffensif, mais leur action bien précaire et bien
contestable.

Les lavages médicamenteux sont à déconseiller ; quant aux pulvérisations, l'huile de vaseline mentholée ou salolée — 1/20 ou 1/30 — rend des services en apportant quelque soulagement immédiat.

Un mot seulement sur la cocaïne dont l'abus a fâcheusement couronné l'usage, et qui dans le domaine des coryzas spasmodiques a causé plus de méfaits qu'elle n'a rendu de réels services. Son action est double, anesthésique et décongestive, mais elle s'épuise rapidement, et pour observer le même soulagement, il faut souvent répéter la dose et l'augmenter progressivement. Le médecin la conseillera prudemment, car la cocaïnomanie s'installe avec autant de facilité que la morphinomanie. On l'emploie en pulvérisations à 1 0/0, au moment de l'accès, en badigeons, ou en poudre mixte. — On peut se servir également de la stovaïne.

Signalons le traitement mécanique de Denker (d'Erlangen), qui combat l'hyperexcitabilité de la pituitaire par un massage méthodique après tamponnement avec cocaïne et adrénaline. Il aurait ainsi obtenu des résultats très satisfaisants.

Dunbar a imaginé une méthode nouvelle à point de départ logique, qu'on emploie volontiers à l'étranger mais qui s'est difficilement acclimatée en France. En injectant à de jeunes chevaux la toxine pollinique, il obtient un sérum qui renferme une antitoxine type, et ce sérum, il l'emploie en injections, ou mieux encore, en remède local, en poudre — la *pollantine* — qui s'applique directement sur la muqueuse et arrête les effets pathologiques de la fièvre des foins, mais sans conférer une immunité réelle (1). Glegg, Heindl concluent aux bons effets de la pollantine. Mais la durée de son action, purement palliative d'ailleurs, est courte, quelques heures seulement; il faut donc en répéter l'emploi, qui aura lieu le matin surtout, et ne négliger aucune mesure prophylactique (A. Labbert). La pollantine soulage aussi bien, quelquefois mieux, les symptômes oculaires que les troubles de la muqueuse nasale.

Billard et Mallet (de Clermont-Ferrand) ont modifié la technique de Dunbar. Ils injectent dans le péritoine du canard de la poudre de lycopode en suspension dans de l'eau savonneuse. Le sérum de l'animal est instillé dans le cul-de-sac conjonctival.

Rowland (d'East-Corinthe) préconise l'injection du sérum antidiphtéritique contre la fièvre des foins, et affirme avoir obtenu, rapidement, un certain nombre de guérisons. Il est difficile de saisir la logique d'une telle médication.

Avec ces injections de sérums divers, nous entrons en somme dans le traitement médical de l'accès, qu'il peut être utile de prescrire. Laissons de côté les purgatifs, révulsifs, l'ipéca, voire même la saignée, et ne retenons que la médication calmante et anticatarrhale, à l'atropine, qui a fait ses preuves dans un grand nombre de cas. Sajous conseille des granules de 1/8 de milligramme, toutes les quatre ou six heures, suivant l'intensité des crises. Certains auteurs y associent la morphine à doses minimes.

1. Langlois. *Presse médicale,* 1906.

On peut utilement prescrire la formule suivante de Lermoyez.

> Sulfate neutre d'atropine . . .   0 gr. 005
> Sulfate de strychnine . . . .   0 gr. 03
> Sirop d'écorce d'or. amères . .   400 gram.

Deux cuillerées à soupe par jour — aux repas.

(L'emploi de l'atropine est à surveiller ; certains asthmatiques y sont très sensibles).

Enfin, en même temps qu'on s'adresse aux troubles rhino-spastiques, on s'efforce de soulager les symptômes oculaires. On conseille des bains d'yeux avec de l'eau froide, ou avec l'eau chaude légèrement salée (Roberts), ou de l'eau boriquée mélangée à l'eau de rose avec une petite dose de camphre et d'extrait d'hamamelis. Galezowski prescrit des instillations de la solution suivante (1) :

> Sulfate d'ésérine. . . . .   0 gr. 02
> Eau distillée . . . .   10 gram.

Tels sont les divers moyens capables de soulager cette infirmité saisonnière, gênante, pénible, heureusement temporaire. Mais la diversité même de ces moyens, leur multiplicité, — sans compter les échecs — accusent la fragilité et l'insuffisance de la méthode locale. Il faut si l'on veut guérir — et on peut, on doit guérir du rhume et de la fièvre des foins comme de l'asthme pneumo-bulbaire — il faut toujours en reve-

1. Garel. *Rhume des foins*.

nir au traitement général, constitutionnel, qui modifie profondément le terrain neuro-arthritique, et avec lui les conditions essentielles de l'hyperexcitabilité. Hors de là, tout n'est que demi-mesure, tout est vanité ou à peu près. Malheureusement une affection passagère n'invite qu'à de passagères précautions; on oublie, autant en emporte le printemps. Le malade, mal convaincu ou incapable d'un long effort, se trahit tout le premier, et l'insuccès dénonce son insouciance ou sa mauvaise volonté plus que l'impuissance radicale de la thérapeutique.

BIBLIOTHÈQUE NATIONALE R.F. IMPRIMÉS

TABLE DES MATIÈRES

DEUXIÈME PARTIE

MAYENNE, IMPRIMERIE DE CHARLES COLIN

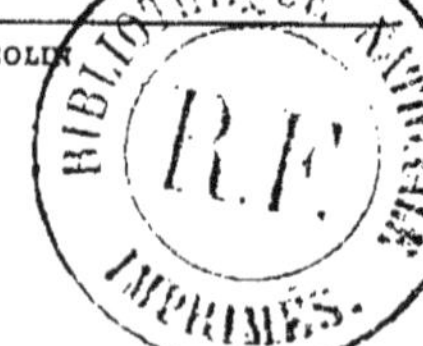

www.ingramcontent.com/pod-product-compliance
Ingram Content Group UK Ltd.
Pitfield, Milton Keynes, MK11 3LW, UK
UKHW021855070726
13613UKWH00001B/172